Sylke Rupp

Phytopharmaka und Blockierung der Adhärenz von Mikroorganismen

Sylke Rupp

Phytopharmaka und Blockierung der Adhärenz von Mikroorganismen

Phytopharmaka versus Antibiotika bei Atemwegsinfektionen

Südwestdeutscher Verlag für Hochschulschriften

Impressum/Imprint (nur für Deutschland/only for Germany)
Bibliografische Information der Deutschen Nationalbibliothek: Die Deutsche Nationalbibliothek verzeichnet diese Publikation in der Deutschen Nationalbibliografie; detaillierte bibliografische Daten sind im Internet über http://dnb.d-nb.de abrufbar.
Alle in diesem Buch genannten Marken und Produktnamen unterliegen warenzeichen-, marken- oder patentrechtlichem Schutz bzw. sind Warenzeichen oder eingetragene Warenzeichen der jeweiligen Inhaber. Die Wiedergabe von Marken, Produktnamen, Gebrauchsnamen, Handelsnamen, Warenbezeichnungen u.s.w. in diesem Werk berechtigt auch ohne besondere Kennzeichnung nicht zu der Annahme, dass solche Namen im Sinne der Warenzeichen- und Markenschutzgesetzgebung als frei zu betrachten wären und daher von jedermann benutzt werden dürften.

Coverbild: www.ingimage.com

Verlag: Südwestdeutscher Verlag für Hochschulschriften GmbH & Co. KG
Heinrich-Böcking-Str. 6-8, 66121 Saarbrücken, Deutschland
Telefon +49 681 37 20 271-1, Telefax +49 681 37 20 271-0
Email: info@svh-verlag.de

Zugl.: Erlangen-Nürnberg,Universität/Medizinische Fakultät, Diss.,2011

Herstellung in Deutschland (siehe letzte Seite)
ISBN: 978-3-8381-3180-1

Imprint (only for USA, GB)
Bibliographic information published by the Deutsche Nationalbibliothek: The Deutsche Nationalbibliothek lists this publication in the Deutsche Nationalbibliografie; detailed bibliographic data are available in the Internet at http://dnb.d-nb.de.
Any brand names and product names mentioned in this book are subject to trademark, brand or patent protection and are trademarks or registered trademarks of their respective holders. The use of brand names, product names, common names, trade names, product descriptions etc. even without a particular marking in this works is in no way to be construed to mean that such names may be regarded as unrestricted in respect of trademark and brand protection legislation and could thus be used by anyone.

Cover image: www.ingimage.com

Publisher: Südwestdeutscher Verlag für Hochschulschriften GmbH & Co. KG
Heinrich-Böcking-Str. 6-8, 66121 Saarbrücken, Germany
Phone +49 681 37 20 271-1, Fax +49 681 37 20 271-0
Email: info@svh-verlag.de

Printed in the U.S.A.
Printed in the U.K. by (see last page)
ISBN: 978-3-8381-3180-1

Copyright © 2012 by the author and Südwestdeutscher Verlag für Hochschulschriften GmbH & Co. KG and licensors
All rights reserved. Saarbrücken 2012

Diese Dissertation
zur Erlangung des akademischen Grades
Doktor der Medizin
(Dr. med.)

an der

Medizinischen Fakultät
der Friedrich-Alexander Universität Erlangen-Nürnberg

widme ich meiner Tochter
Anna-Lena.

INHALTSVERZEICHNIS

1	**Zusammenfassung**	**3**
1.1	Hintergrund und Ziele	3
1.2	Methoden	3
1.3	Ergebnisse und Beobachtungen	3
1.4	Praktische Schlussfolgerungen	4
2	**Einleitung**	**4**
2.1	Pathomechanismus von Infekten	4
2.2	Möglichkeiten der Intervention von Infektionen	9
2.2.1	Sekretolyse	11
2.2.2	Sekretomotorika	14
2.2.3	β2-Stimulation	15
2.2.4	Antientzündliche Medikamente	16
2.2.5	Stimulation der Mukosalen Abwehr	17
2.2.6	Diuretika-Wirkung	18
2.2.7	Lokal antimikrobielle Extrakte	20
2.2.8	Blockierung der Adhärenz	22
3	**Eigene experimentelle Untersuchungen**	**22**
3.1.	Blockierung der Adhärenz durch Rezeptoranaloga	23
3.1.1	Blockierung der Adhärenz durch Maskierung des Rezeptors	24
3.1.2	Blockierung der Adhärenz durch Benetzung von Mikroorganismen (Bakterien)	25
3.2	Untersuchungsgang der Adhärenz der Rezeptoren	25
3.2.1	Bakterienstämme	25
3.2.2	Wachstums- und Kulturbedingungen der Keime	25
3.2.3	Gefrierschnitte	26
3.2.4	Untersuchungsgang	26
3.3	Untersuchungsgang der Benetzung der Bakterien	27
3.4	Ergebnisse der Rezeptoradhärenz und der Benetzung	28
4	**Klinische Evaluierung**	**30**
5	**Ergebnisse**	**36**
5.1	Ergebnisse aus der Hausärztlichen Praxis	36
5.2	Klinischer Einsatz von Phytopharmaka und Antibiotika in der hausärztlichen Praxis	38

6	Diskussion	40
7	Schlussfolgerungen für die Praxis	42
8	Literaturverzeichnis	45
	Danksagung	50

1 Zusammenfasssung

1.1 Hintergrund und Ziele

Durch die Beeinflussung der unspezifischen Abwehrreaktionen wie der mukoziliären Clearance, der Zilienschlagfrequenz, einer antiphlogistischen und antiseptischen Wirkung sind Phytopharmaka imstande, bei rechtzeitiger Gabe eine antibiotische Behandlung aber auch schwere Komplikationen zu verhindern. Die antimikrobielle Wirksamkeit beruht nicht nur auf einer direkten antiseptischen Wirkung auf Mikroorganismen sondern auf der Blockierung eines wesentlichen Pathomechanismus von Keimen nämlich der Adhärenz. Ziel dieser Arbeit wurde als Untersuchung und Dokumentation definiert, die Blockierung der Adhärenz bakterieller Mikroorganismen, die für Infektionen/Superinfektionen nach Virusinfekten im Respirationstrakt in Frage kommen, zu belegen.

1.2 Methoden

Eigene experimentelle Untersuchungen belegen die Adhärenz bakterieller Mikroorganismen in vivo an Schleimhäuten in einem verbesserten Testmodell: an menschlichen präparierten Gefrierschnitten wurden einerseits die Hemmung der Adhärenz bakterieller Mikroorganismen durch Blockierung des Rezeptors, andererseits die Maskierung des Rezeptors an der Epithelzelle untersucht, so dass die Mikroorganismen nicht mehr an der Epithelzelle andocken können. In 3 hausärztlichen Praxen aus Oberbayern waren insgesamt 664 Studienteilnehmer zwischen 2 und 75 Jahren mit akutem Infekt der oberen Atemwege, der seit maximal 48 Stunden bestand, einbezogen. Als Hauptzielkriterium war Abnahme der Gesamtsymptome um mindestens 50% verglichen mit den Ausgangssymptomen definiert. Außerdem wurde zwischen primärer und sekundärer Antibiotika-und Phytopharmakagabe unterschieden.

1.3 Ergebnisse und Beobachtungen

Sowohl das Polysaccharid vor allem aber das kommerziell verfügbare Präparat von Radix Altheae (Phytohustil) zeigen eine nahezu vollständige Blockierung der Adhärenz verschiedener Mikroorganismen an Epithelzellen des oberen und unteren Respirationstraktes. Diese Keime besitzen bei Infekten der oberen und unteren Luftwege pathogenetische Bedeutung. Es werden sowohl grampositive als auch gramnegative Mikroorganismen blockiert. Aufgrund dieser experimentellen Untersuchungen ist eine Modifikation der Besiedelung von Schleimhäuten beim Menschen zu erwarten. In der Praxis war die Phytotherapie der Therapie mit Antibiotika in den ersten 72 Stunden hinsichtlich der Symptomreduktion nicht unterlegen. Die Ansprechraten lagen innerhalb der 72 Stunden bei 64% bei den Phytopharmaka und bei 75% in der Antibiotikagruppe.

1.4 Praktische Schlussfolgerungen

Die Bedeutung der Phytotherapie in der hausärztlichen Praxis liegt nicht nur in der guten Verträglichkeit der Präparate mit geringen bis vernachlässigbaren unerwünschten Wirkungen und dem guten Nutzen-Risiko-Verhältnis, das die meisten Phytopharmaka auszeichnet. Zahlreiche Naturstoffgruppen besitzen experimentell nachgewiesene Wirksamkeiten und greifen günstig und schonend in unser besseres Verständnis der Pathomechanismen von Infektionen ein. Es gibt Hoffnung auf weitere Therapiemöglichkeiten, die mit natürlichen pflanzlichen Heilmitteln durch intensive Forschung auf molekularbiologischer Ebene noch zu erzielen sind.

2 Einleitung

2.1 Pathomechanismus von Infekten

Infektionen nehmen im Kindesalter sowohl in der Klinik als auch beim niedergelassenen Arzt eine zentrale Stelle ein. Es handelt sich um Infektionen in allen Organbereichen wie dem oberen und unteren Respirationstrakt, dem Gastrointestinaltrakt als akute und chronische Durchfallerkrankungen, dem Harntrakt als akute und rezidivierende Harnwegsinfektionen.

Im Bereich der Luftwege beginnen Infektionen meist als eine virale Infektion durch Influenza-, Parainfluenza-, RS-Viren oder die vielen Untergruppen von Rhinoviren. Insgesamt sind 95 % der Infektionen des oberen Respirationstraktes (Rhinitis, Laryngitis, Conjunctivitis) und 75 % der Infektionen im Rachenbereich (Tonsillitis/Pharyngitis) viralen Ursprungs. [1] Trotz der überwiegend viralen Genese dieser Infektionen werden bei mehr als der Hälfte der Patienten Antibiotika verabreicht. Die Besonderheit in der Kinderheilkunde besteht darin, dass bei 15 bis 25 % der Säuglinge und Kleinkinder nach einer ersten harmlos erscheinenden Virusinfektion innerhalb weniger Stunden bis einigen Tage zu einer schweren bakteriellen Komplikation wie einer Mastoiditis oder einer Orbitalphlegmone kommen kann. Der Grund für eine frühzeitige Antibiotikaabgabe ist die Sorge des Arztes vor einer bakteriellen Superinfektion und der Entwicklung dieser schweren bis lebensbedrohlichen Komplikationen. [2,3,4,5]

Die prophylaktische Gabe eines Antibiotikums ist jedoch häufig nicht imstande, eine bakterielle Superinfektion zu verhindern und ist dadurch nicht nur wenig hilfreich, sondern führt unter anderem zu den bekannten gastrointestinalen Nebenwirkungen. Zudem trägt dies durch den Selektionsdruck zur Problematik der zunehmenden Resistenz bakterieller Mikroorganismen bei. [6] Zuletzt ist der Erfolg, d.h. die Verhinderung einer bakteriellen Superinfektion durch eine frühzeitige antimikrobielle Behandlung, durch kontrollierte prospektive klinische Studien nicht gedeckt.

Die Entstehung einer bakteriellen oder viralen Infektion ist ein komplexes Geschehen das von unterschiedlichen Faktoren abhängt. Dafür sind sowohl die pathogenetischen Eigenschaften der Erreger, der anatomisch- funktionelle Aufbau betroffener Gewebe, als auch die individuellen Unterschiede der körpereigenen Abwehr in verschiedenen Lebensabschnitten verantwortlich.

Bisher wurde die Virulenz pathogener Mikroorganismen weitgehend auf die Bildung von Toxinen reduziert, die zum Zelltod oder zu schweren funktionellen Störungen von Körperfunktionen Anlass geben.

Die Adhärenz pathogener Mikroorganismen an Schleimhautoberflächen wurde jedoch erst im letzten Jahrzehnt als essentieller, initialer Schritt für das Angehen einer Infektion erkannt. Nur Bakterien, die an Epithelzellen adhärieren und dadurch nicht von der unspezifischen körpereigenen Abwehr wie der mukoziliären Clearance, Peristaltik, Sekretfluß etc. beseitigt werden können, entwickeln die Fähigkeit zur lokalisierten Proliferation, was die Besiedelung von Epitheloberfläche ermöglicht. Dadurch werden die Toxine unmittelbar an den Rezeptor herangebracht. Bakterien, die an der intestinalen Mukosa adhärieren, können über Signalproteine zur proteolytischen Auflösung der angrenzenden Schleimhaut oder durch Freisetzung von Toxinen zu einer lokalen oder systemischen Entzündung, zu einer Sepsis, einem SIRS (systemic inflammatory response syndrom) durch Streuung und Absiedelung der Erreger bzw. zu funktionellen Störungen führen. [7,8] Von therapeutischem und prophylaktischem Interesse ist die Möglichkeit, die Adhärenz an Epithelzellen als Rezeptor-Analoga zu blockieren. Chemisch handelt es sich hier um saure Galakturonide, die aus natürlichen Quellen aus dem Grundstoff Pectin durch Fermentation gewonnen werden (Karottensuppe nach MORO). [9,10]

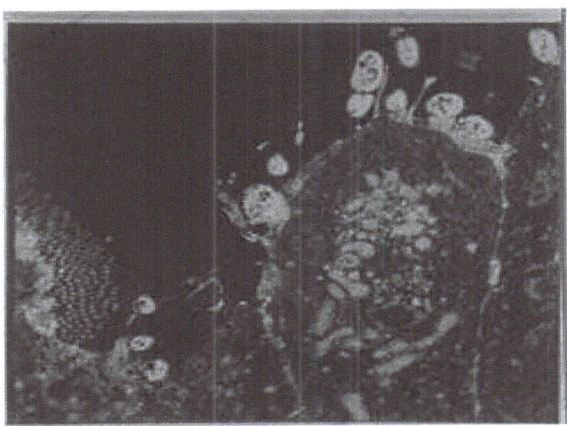

Abb. 1   EHEC- Adhärenz an terminalem Ileum (Tierversuch)
Enterohämorrhagische E.coli O157:H7 adhärieren an der Schleimhaut und lösen die Mikrovillusstruktur auf

Eine bereits toxisch oder degenerativ vorgeschädigte Schleimhaut verliert die Barrierefunktion, was zum Eindringen von Mikroorganismen in den Körper führt. Dieser Vorgang wird als bakterielle Translokation bezeichnet und hat die Invasivität pathogener aber auch primär apathogener oder fakultativ pathogener Mikroorganismen zur Folge. Die Adhärenz wird heute als gleichwertiger Virulenzfaktor wie z.B. die

Bildung von Toxinen oder die Gewebezerstörung durch bakterielle Enzyme gewertet. Im Tiermodell konnte gezeigt werden, dass toxinbildende Mikroorganismen (ETEC) nur in Kombination mit dem Kolonisationsfaktor zur Manifestation einer Erkrankung führen. Ein weiterer Hinweis für die klinische Bedeutung der Adhärenz kann darin gesehen werden, dass pathogene Mikroorganismen isoliert wurden, die zwar imstande sind Toxine zu bilden, jedoch ohne Adhärenzfaktoren apathogen bleiben. [11]

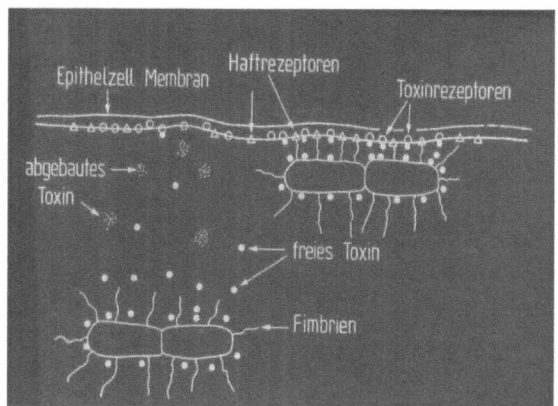

Abb. 2 Escherichia (E.) Coli, vor allem „p" fimbrientragende Stämme mit besonderer Haftfähigkeit werden vorwiegend bei Infektionen der oberen Harnwege isoliert.

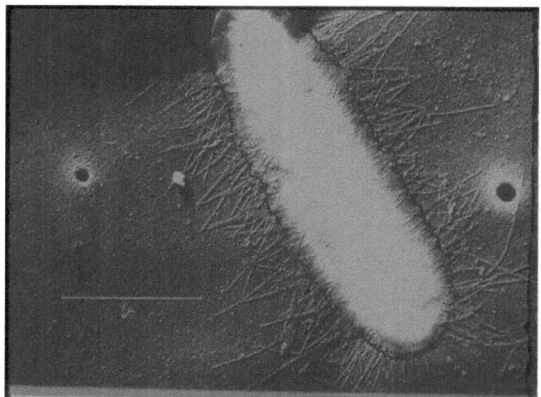

Abb. 3 „p" fimbrientragender E. coli: klinisches Isolat aus einem Patienten mit rezidivierenden Infektionen der oberen Harnwege: Cadmium Aufdampfung. Bakterien adhärieren durch hoch spezifische Mechanismen an Epithelzellen: mit Hilfe von Pili, Fimbrien oder Fibrillen und stellen damit einen festen Kontakt mit der Wirtszelle her. Auf der Seite des Wirtes sind Adhärenzrezeptoren Glykolipide mit einem Tetrasaccharid als Kohlenhydratanteil.

Es ist bekannt dass Virusinfektionen zu funktionellen Störungen der unspezifischen körpereigenen Abwehrfunktionen auf mehreren Ebenen führen, z.B. durch eine Beeinträchtigung der Belüftung der Schleimhäute und des Sekretabflusses zu bakteriellen Superinfektionen. [12,13]

- Innerhalb weniger Stunden nach Befall mit Viren durch Invasion in die Zelle kommt es zur Lähmung der Zilienmotilität, später zum Verlust des Zilienbesatzes des Respirationsepithels. Die Schleimhautbarriere ist schwer gestört. Dies hat in Kombination mit einer Änderung der Viskosität der Schleimschicht auf den Epithelzellen eine profunde Störung der mucociliären Clearance zur Folge. [14,15,16]

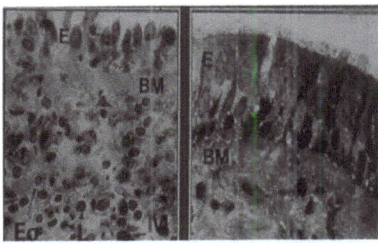

Nasenschleimhaut bei Rhinitis   Normale Nasenschleimhaut

Abb. 4

- Die Freisetzung proinflammatorischer Zytokine, die einerseits zur Elimination virusinfizierter Epithelzellen führen, ist andererseits eine wesentliche Grundlage für das lokale Entzündungsgeschehen: Zu Beginn verengen sich die präkapillären Arteriolen, die Schleimhaut wird blass. Wenig später kontrahieren sich mediatorvermittelt auch die postkapillären Venolen. Gegenläufig erweitern sich die präkapillären Arteriolen. In den Kapillaren staut sich das Blut, durch Steigerung der Gefäßpermeabilität kommt es zum submukösen Ödem der Schleimhäute. Dies hat wiederum eine Obstruktion der Ostien der Nasennebenhöhlen, der Eustachischen Röhre und eine Störung der Belüftung der Schleimhäute der Nasennebenhöhlen sowie einen Sekretstau zur Folge. Der positive Effekt für den Patienten ist anderseits die Elimination virusinfizierter Epithelzellen durch Makrophagen und Killer- Lymphozyten, die an virusinfizierte Epithelzellen herangeführt werden.

Im Gegensatz zu Erwachsenen, bei denen die Öffnungen der Nasennebenhöhlen bzw. der Eustachischen Tuben und die mucociliäre Clearance trotz einer Schleimhautschwellung weitgehend durchgängig bleiben, führt dies bei Säuglingen und Kleinkindern wegen der Enge der Strukturen zur Obstruktion und in der Folge zur bakteriellen Superinfektionen:

Im Säuglings- und Kleinkindalter kommt es bei 9 – 12% der Patienten zu einer bakteriellen Sinusitis, bei Erwachsenen dagegen bei < 2 %. In der Regel geht jeder akuten Mittelohrentzündung eine Virusinfektion der Nasenschleimhaut voraus. Nicht nur Histamin und Serotonin sondern nahezu alle proinflammatorischen Zytokine wie Leukotriene, Prostaglandine, TNF alpha, Interleukin 1, 6, 8 sowie Neurokinin A können auch zur Kontraktion der glatten Muskulatur der Bronchien und einer obstruktiven Bronchitis führen. [17,18,19]

- Virusinfizierte Epithelzellen des Respirationstraktes zeigen eine erheblich vermehrte Besiedelung durch bakterielle Mikroorganismen. [20,21]
  Beim Gesunden sind Epithelzellen des Respirationsepithels mit 1 - 2 Bakterien besiedelt. Im Rahmen einer Virusinfektion sind virusinfizierte Epithelzellen mit mehreren 100 Mikroorganismen besiedelt, wobei diese Mikroorganismen bei Abflussbehinderung von Sekret aus den Nasennebenhöhlen leichter in angrenzende Strukturen wie Nasennebenhöhlen oder die Paukenhöhle eindringen. [22,23]

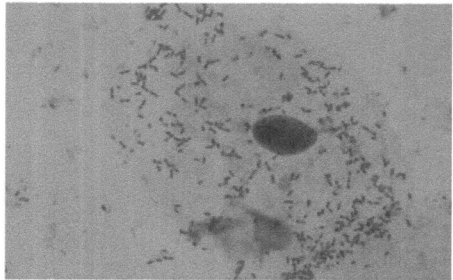

Abb. 5 Vermehrte Besiedlung einer Nasenschleimhaut- Epithelzelle mit
H. influenzae bei einer RS Virusinfektion

Die Wiederherstellung der Funktion der Nasen- bzw. der Nasennebenhöhlenschleimhaut dauert mit 10 - 14 Tagen weit über den klinischen Krankheitsverlauf hinaus. Nicht nur zugrunde gegangene Epithelzellen müssen ersetzt werden, sondern auch der Zilienbesatz, die Schlagrichtung und Schlagfrequenz müssen sich regenerieren. Während dieser Zeit sind die Patienten für eine erneute Infektion anfälliger, da die unspezifische Abwehr und die Mukosaimmunität nicht voll funktionstüchtig sind.

Viele Bakterien bilden auch IgA Proteasen, so dass durch eine vermehrte Besiedelung der Schleimhäute auch die Wirkung des Sekretions Ig A vermindert ist. (Lit)

Die korrekte Diagnose einer bakteriellen Superinfektion bei gestörter mucociliärer Clearance ist für die Therapieplanung von entscheidender Bedeutung.

Bakterielle Superinfektionen manifestieren sich oft durch einen erneuten Fieberanstieg, eine zunehmende Verschlechterung des klinische Zustandbildes, eine Dauer des Infektions -geschehens von mehr als 5 Tagen und Auftreten von Komplikation wie einer Orbitalphlegmone, Mastoiditis, Lymphadenitis, Bronchitis, Bronchopneumonie und evt. Sepsis nicht selten trotz Verabreichung eines Antibiotikums. [24,25,26]

Wenn bei diesen Patienten bereits ein Antibiotikum verabreicht wurde, ist eine Änderung der Behandlung, d.h. die Gabe eines anderen Antibiotikums dringend indiziert. Von großem Interesse ist, warum bei gleicher funktioneller Störung durch den Virusinfekt in 80 % der Säuglinge und Kleinkinder nicht an einer bakteriellen Superinfektion erkranken, und ob man durch eine Verbesserung der unspezifischen körpereigenen Abwehr und eine Modifikation der Entzündungsreaktion eine bakterielle Superinfektion und damit die Gabe eines Antibiotikums vermeiden kann.

2.2 Möglichkeiten der Intervention von Infektionen

Was lernen wir aus der Natur?

Die körpereigene Abwehr gegen eine bakterielle Superinfektion ist zu Beginn gegen die Besiedelung von Epitheloberflächen gerichtet. Diese unspezifische körpereigene Abwehr besteht in der mukoziliären Clearance, dem Zilienschlag, einer optimalen Viskosität der Schleimschicht (Epithelial lining fluid, ELF), einem ungestörten Sekretfluss, einer adäquaten Belüftung von Schleimhautoberflächen und der Bildung antimikrobieller Substanzen in der Schleimschicht. Die Summe dieser unspezifischen Mechanismen steht dem Körper sofort zur Verfügung und ist initial für die Abwehr von bakteriellen Superinfektionen verantwortlich, lange bevor die spezifische Abwehr durch Bildung von Antikörpern (Sekretions IgA) und der Stimulation der zellulären Abwehr eingreifen kann. Diese bewirkt durch den Memory-effekt einen Langzeitschutz, dient aber vor allem gegen das Eindringen von Mikroorganismen über die Basalmembran hinaus ins Körperinnere.

Das Respirationsepithel von der Nasenschleimhaut einschließlich der Nasennebenhöhlen ist bis zu den Alveolen mit einem sog. respiratorischen Epithel ausgekleidet, das an seiner Oberfläche haarförmige Strukturen (Zilien) trägt. Die Zilien sind umgeben von einer dünnflüssigen Schleimschicht und ragen aus dieser heraus. In deren dünnflüssiger Phase, der Solschicht, schlagen die Zilien mit einer Frequenz von ca. 25 Schlägen pro Sekunde peitschenförmig. Darauf befindet sich eine zweite dickflüssige Phase (Gelschicht), in der Fremdpartikel und Mikroorganismen haften bleiben. Innerhalb der dünnflüssigen Schleimschicht führen die Zilien koordiniert Bewegungen in Richtung Pharynx aus. Dadurch wird die dickflüssige Schleimschicht mitsamt ihrer Fracht in Richtung Mund abtransportiert, wo sie verschluckt oder abgehustet wird.

Wichtig für eine gute mukoziliäre Clearance sind die Anzahl der Zilien, ihre Struktur, Aktivität und koordinierte Bewegung. Eine optimale Funktion der mukoziliären Clearance setzt eine Temperatur von 37°C und eine absolute Feuchtigkeit von 44 mg/l entsprechend einer relativen Feuchtigkeit von 100 % voraus. Bei unzureichender Wärme und Feuchtigkeit stellen die Flimmerzellen ihre Transportfunktion nach kurzer Zeit ein. Die bakterielle Keimbesiedlung wird unter diesen Bedingungen erleichtert. Infektionen der Lunge und eine Schädigung des Lungengewebes können die Folge sein.

Hohe Luftfeuchtigkeit und gute Hydration des Patienten verbessern die Funktion der mukoziliären Clearance. Rauchen bzw. Mitrauchen blockiert die Zilientätigkeit für bis zu 2 Stunden. Zwei Methoden zur Unterstützung der mukoziliären Clearance sind die aktive und passive Atemgasbefeuchtung, welche insbesondere bei der maschinellen Beatmung angewendet werden. [27]

Antimikrobielle Substanzen in der ELF

In der Schleimschicht ELF sind auch eine Reihe von antimikrobiellen Substanzen enthalten wie Rezeptoranaloge Kohlenhydrate, die eine Adhärenz bakterieller Mikroorganismen hemmen. Diese natürlichen antimikrobiellen Substanzen in der ELF enthalten auch Lysozym und Lactoferrin, die bereits erstmals 1922 von Fleming beschrieben wurden.

Durch die intensive Forschung im Bereich der mukosalen Abwehr wurden diese Substanzen als das Defensinsystem, bestehend aus dem ubiquitären alpha Defensin und dem stimulierbaren β Defensin identifiziert.

β Defensine sind natürliche körpereigene antimikrobielle Substanzen. β Defensin-2 gehört zu der ersten Verteidigungslinie gegen Mikroorganismen auf Haut und Schleimhaut.

Defensine sind kleine 33- 47 Aminosäuren lange Peptide, die drei Disulfidbrücken besitzen.

Sie kommen in allen tierischen Organismen und höheren Pflanzen vor und dienen der Abwehr, vor allem von Bakterien, aber auch von Pilzen und Toxinen.

In Säugetieren findet man sie zahlreich auf Haut-und Schleimhäuten, und sie bilden einen großen Anteil der Proteine (etwa 30%) in den Granula der neutrophilen Granulozyten.

Während einer Entzündungsreaktion steigt die körpereigene Produktion der Defensine an.

Defensine sind dabei teils konstitutiv, teils durch Infektionen induzierbar. Keratozyten, aber auch Epithelzellen und Makrophagen produzieren diese kleinen kationischen Proteine, die gegen Bakterien und Pilze antimikrobiell wirken.

In Experimenten mit diversen Spezies der Mundschleimhautflora zeigen Defensine vergleichbare Wirkung wie equimolare Konzentrationen von Minocyclin. [28,29]

Die Abwehr von Schleimhautinfektionen betrifft auch den Magen-Darm-Trakt, beispielsweise hinsichtlich einer Kolonisation mit Helicobacter pylori. Zur Elimination dieser Keime bildet der Körper ebenfalls verstärkt Defensine. [30,31]

Ein Defensin-Mangel kann zu einer erhöhten Empfindlichkeit gegenüber bakteriellen Infektionen führen. Bei Patienten mit atopischer Dermatitis konnte hier ein Zusammenhang zwischen Defizienz und verminderter Abwehr von S.aureus nachgewiesen werden. [32]
Auch bei Morbus Crohn wird eine Defensin-Defizienz als mögliche Ursache diskutiert. [33]

Die Kenntnis um die β Defensin-2-Resultate zeigt eine Chance für eine bakteriell immunmodulatorische Therapie zur Steigerung der natürlichen Abwehr auf.
Der Wirkungsmechanismus der Defensine ist noch nicht vollständig aufgeklärt. Bekannt ist aber, dass viele Defensine kationische und hydrophobe Aminosäurereste tragen. Es sind also amphipathische Peptide. Diese

positiven Ladungen interagieren mit den negativen Ladungen der Erregermembranen. Die Vorliebe der Defensine sind Membranen, die sich durch einen geringen Anteil an Cholesterol auszeichnen und dadurch von denen der eukaryontischen Organismen unterscheiden. Wenn sie die Membran durchdrungen haben, interagieren sie ebenfalls mit anionischen Molekülen innerhalb der Erregerzelle, etwa der DNA und RNA. Durch diese relativ unspezifische Wirkung ist das Wirkspektrum breit (Breitbandantibiotikum), jedoch ohne die Resistenzentwicklung chemischer Antibiotika, so dass es schwierig für die Erreger ist, dem Mechanismus der Defensine entgegen zu wirken.

In der ELF sind auch noch Sideropore d.h. Eisenkomplexbildner zu finden. Dadurch werden Mikroorganismen wie Haemophilus influenzae in ihrer Proliferation und in der Bildung von Toxinen beeinträchtigt.

Von großer Bedeutung ist, dass diese unspezifischen Abwehrmechanismen durch pflanzliche Heilmittel (Phytopharmaka) stimulierbar sind.

2.2.1 Sekretolyse

Entscheidende für eine funktionierende mukoziliäre Clearance ist eine optimale Viskosität der Schleimschicht. Sekretolytika oder auch Mucolytika sind Expektorantien, die eine Verflüssigung des Sekretes (Bronchialsekretes) erzielen und damit die Ablösung des klebrigen Schleims von den Atemwegswänden ermöglichen.

Als Sekretolytika gelten beispielsweise Acetylcystein, Carbocystein, Bromhexin und dessen Metaboliten Ambroxol, Ammoniumchlorid und Guaifenesin. Obwohl heute in weitem Gebrauch besitzen diese Präparate Nebenwirkungen. Die sekretolytische Wirkung von Ambroxol beruht auf einer Sekretmengensteigerung, wodurch es bei fehlendem Sekretabfluss z.B. aus den Nasennebenhöhlen zu Beschwerden kommen kann.

Die schleimverflüssigende Wirkung von N.Acetylcystein soll durch Spaltung der Disulfidbrücken der Mucopolysaccharidfasern, aus denen das in den Bronchien gebildete Sekret besteht, zustande kommen. Die Zähigkeit des Schleims wird verringert und das Abhusten erleichtert. Ein alternativer Wirkungsmechanismus soll auf der Fähigkeit der reaktiven SH-Gruppe von Acetylcystein beruhen, chemische Radikale zu binden und dadurch entzündungshemmend zu wirken. Die Wirkung der Sekretolytika im Respirationstrakt zielt indirekt über den Magen auf das vegetative Nervensystem.

Die Bildung des Bronchialschleimes wird somit vom Parasympatikus gesteuert. Wird der Parasympatikus aktiviert, indem seine Nervenfasern im Magen mit den Sekretolytika in Kontakt kommen, hat das eine erhöhte Produktion von Bronchialsekret zur Folge.

Die therapeutische Wirksamkeit bei chronischer Bronchitis ist umstritten, denn die aus den 1980er Jahren stammenden Studien halten heutigen Ansprüchen an ein Studiendesign nicht stand. Zudem wird möglicherweise der zusammenhängende Schleimteppich durch die Enzymfunktion verschnitten und der Abtransport des Schleimes erschwert. [34]

Wirksam sind auch pflanzliche Produkte wie im Folgenden dargestellt. Phytopharmaka besitzen eine Reihe bemerkenswerte Eigenschaften auf die unspezifische körpereigene Abwehr:

- Harmonisierung der Schleimproduktion und der Viskosität der Schleimschicht auf den Epithelzellen ohne die Sekretmenge zu steigern. Eine Reihe pflanzlicher Extrakte wie Primelblätter und Primelwurzel, Efeu, Eibisch, Holunder, Süssholzwurzel und Minzöl besitzen sekretolytische Eigenschaften. Unter anderem sind diese Inhaltsstoffe in Sinupret® und Bronchipret® enthalten. Darüber bestehen ausgedehnte klinische Anwendungsbeobachtungen bei Kindern. [35,36,37]

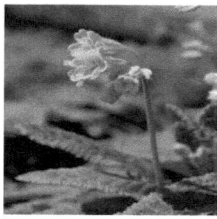

Wirkstoffe:	Saponin, Flavone und ätherisches Öl, Kieselsäure, Gerbstoffe
Anwendung:	chronische Bronchitis, Harnausscheidungsförderung,
Nebenwirkungen:	Allergien

Abb. 6
Primula veris

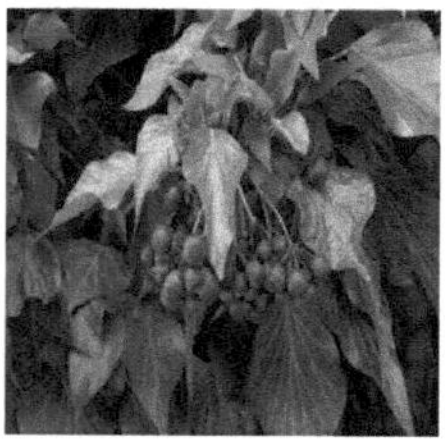

Wirkstoffe:	Saponide, Glykoside, organische Säuren, Mineralien
Anwendung:	Husten, Bronchitis, Asthma der Kinder, Keuchhusten (in der Homöopathie bei Hyperthyreose und Jodmangel)
Nebenwirkungen:	Früchte sind giftig, Kontaktallergien

Abb. 7
Hedera Helix

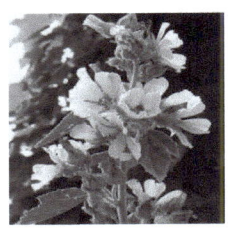

Abb. 8
Althaea Officinalis

Wirkstoffe:	hoher Schleimgehalt, Stärke in der Wurzel, Rohrzucker, Pectin, Mineralstoffe, ätherisches Öl
Anwendung:	Hustendämpfung und Sekretolyse, Reizlinderung bei Entzündungen Magen-Darm- Trakt, äußerlich bei Entzündungen Mund-Rachenbereich
Nebenwirkungen:	keine

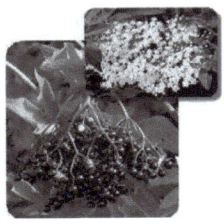

Abb. 9
Sambucus Nigra

Wirkstoffe:	Ätherische Öle in Blüten, schweißtreibende Glykoside, Flavonoide, Gerbstoffe, Blausäure und in reifen Früchten Vitamine und Mineralien
Anwendung:	Fieberhafte Erkältungskrankheiten, Prophylaxe gegen Erkältung und Grippe
Nebenwirkungen:	Blüten: keine, Blätter und Rinde: Reizung Magen-Darm

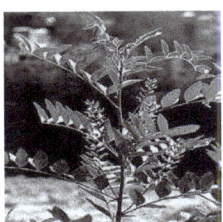

Abb.10
Glycyrrhiza Glabra L.

Wirkstoffe:	Glycyrrhizin(50 mal süßer als Zucker), Sterole, Flavonoide
Anwendung:	Auswurfförderung, Krampflösung, Entzündungshemmung
Nebenwirkungen:	bei längerer Anwendung vermehrte Wassereinlagerung

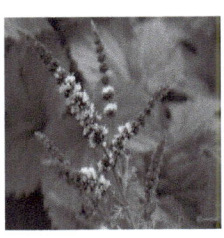

Abb.11
Menthax X Piperita L.

Wirkstoffe:	ätherisches Öl, Gerb-und Bitterstoffe, Flavonoide,
Anwendung:	Magenmittel, Brechreiz, Erbrechen, Leber- Gallebeschwerden
Nebenwirkungen:	keine

2.2.2 Sekretomotorika

Als Sekretomotomotorika bezeichnet man Wirkstoffe, welche die Aktivität des Flimmerepithels der Bronchialschleimhaut oder auch anderer Schleimhäute des oberen Respirations- und Atemwegstraktes steigern. Dadurch wird ein verstärkter Abtransport des Schleims ausgelöst.

Die vermehrte Bewegung der Flimmerhärchen, auch Zilien genannt fördert die mucoziliäre Clearance und unterstützt die expektorierende Wirkung der Sekreto- und Mucolytika.

Sehr viel mehr Aufmerksamkeit an klinischer Wirksamkeit gebührt den Pflanzen und ihren Zubereitungen als Phytopharmaka. Im Zusammenhang mit der Anwendung von Expektorantien ist die ausreichende Flüssigkeitszufuhr von Bedeutung.

Auch verschiedene Teezubereitungen (Lindenblütentee), Milch mit Honig bzw. der im angloamerikanischen Gebrauch befindliche Zitronensaft mit Honig (Lemon Honey) sind unter diesem Aspekt zu sehen. Es gibt hier Kritiker, die behaupten, dass die Wirkung einschlägiger pflanzlicher Medikamente vor allem darauf beruhe, dass deren Einnahme zum Trinken von viel Flüssigkeit zwinge. Eine Vielzahl dieser oben beschriebenen Effekte von Phytopharmaka wurde jedoch durch experimentelle Untersuchungen bestätigt.

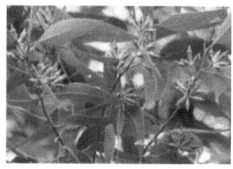

	Wirkstoffe:	ätherische Öle (Cineol=Eukalyptol), Bitterstoffe, Gerbstoffe, Flavonoide, Harze, Gummi
	Anwendung:	Husten, Bronchitis, Asthma, in der Homöopathie auch bei Harn-und Nierenbeckenerkrankungen
	Nebenwirkungen:	Übelkeit, Erbrechen, Durchfälle

Abb. 12
Eucalyptus Globulus Labill

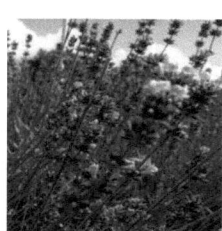

	Wirkstoffe:	ätherisches Öl der Blüten, Gerbstoffe, Flavonoide, Phytosterole, Cumarine
	Anwendung:	Beruhigung des ZNS, Galle-und Darmerkrankungen
	Nebenwirkungen:	Benommenheit und Bewusstseinsstörungen

Abb. 13
Lavendula Angustifolia Mill

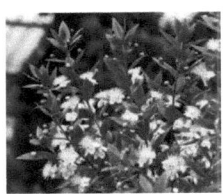

Wirkstoffe:	ätherisches Öl, Harz, Schleim, Pectine, Gummi
Anwendung:	Desinfektion, Entzündungshemmung (Tinkturen Mund-Rachenbereich)
Nebenwirkungen:	keine

Abb. 14
Commiphora Molmol

Wirkstoffe:	ätherisches Öl mit Thymo, Carvacrol, Borneol, Cymol, Pinen, Gerbstoffe und Flavonoide
Anwendung:	Krampflösung, Desinfektion, (Lunge, Bronchien, Magen)
Nebenwirkungen:	Hyperthyreose möglich

Abb. 15
Thymus Vulgaris L.

Sekretomotorisch durch Verbesserung der Zilienschlagfrequenz wirken das Eukalyptusöl und Eukalyptusblätter. In eigenen Untersuchungen wurde eine Steigerung der Zilienmotilität auch durch Lavendelöl und Myrthenöl, nicht jedoch durch Thymianöl beobachtet. Kampfer und Menthol reduzieren hingegen die Zilienschlagfrequenz. [58]

Die Sekretolyse und die Sekretomotorik sind sicher als funktionelle Einheit mit Synergien auf beiden Seiten zu sehen:

- Zu den chemisch sekretomotorisch wirkenden Substanzen gehören das gleichzeitig auch bronchospasmolytisch wirksame Clenbuterol oder auch Dembrexin mit seiner sekretomotorisch wirksamen Komponente.

2.2.3 β2-Stimulation

Diese Stimulation wird hauptsächlich durch erhöhte Catecholamin-Spiegel im Blut hervorgerufen und bewirkt eine Bronchodilatation der glatten Muskelzelle und eine Vasodilatation.

Diese entkrampfenden Medikamente, auch β2-Mimetika genannt, erreichen ihre Wirkung über die direkte Stimulation der β2-Rezeptoren an den Atemwegen. Sie haben zusätzlich eine positive Wirkung durch überschießende Schleimproduktion, Beschleunigung des Schleimabtransportes und Hemmung der Produktion von Entzündungsbotenstoffen.

Chemisch gehören hier sowohl inhalative als auch oral zu applizierende Medikamente wie Fenbuturol dazu.

Auch Thymian hat eine günstige Wirkung auf β2-Rezeptoren. Dies wurde durch Bindungsstudien an β2-Rezeptoren sowie Relaxationsstudien an Organen mit β2-Rezeptoren (Ratten-Uterus und -Trachea) als auch in klinischen Studien mit Untersuchung der Änderung des mittleren spezifischen Atemwegswiderstandes in randomisierten Doppelblindstudien nachgewiesen. [39]

- Wirkung wurde bei Anis, Kümmel und Kümmelöl, Eukalyptus und Eukalyptusöl sowie von Minzöl nachgewiesen.

- Sekretionsanregend wirken Enzianwurzel offensichtlich reflektorisch durch die darin enthaltenen Bitterstoffe.

2.2.4 Antientzündliche Medikamente

Nach der Aufnahme eines Antigens setzen Makrophagen verschiedene Zytokine frei. Zum einen werden proinflammatorische Zytokine wie TNF, Interleukin1, 6 oder 12 freigesetzt, zum anderen Zytokine, die T-Helfer-Lymphozyten zu einer Proliferation und Differenzierung in TH1 oder TH2 veranlassen. TH1-Zellen setzen als wichtigstes Zytokin Interferon-y frei, welches dann zu einer Produktion von IgG führt.

Da die Zytokindiagnostik noch nicht lange etabliert ist, gibt es bisher auch nur wenige Daten zur Modulation des Zytokinstatus, dennoch sind die bisherigen Ergebnisse interessant und zeigen, dass pflanzliche Therapeutika sehr wohl in der Lage sind, die Zytokine so zu beeinflussen, dass hier eine proinflammatorische Wirkung erzielt wird.

Durch Brennnessel und Weihrauch, die bei unterschiedlichsten entzündlichen Erkrankungen erfolgreich eingesetzt werden, konnte eine deutlich hemmende Wirkung auf die proinflammatorischen Zytokine TNF und IL1 nachgewiesen werden. (Brennnessel Spezialextrakt HOX alpha-ausgeprägte Anti- TNF-Wirkung)

- Wie beschrieben wird der Wirkung proinflammatorischer Zytokine eine wesentliche Bedeutung in der Pathogenese bakterieller Superinfektionen beigemessen. Terpene mit 5 C Atomen werden von Pflanzen zu Mono-, Di- und Triterpenen assimiliert.
  Diese werden in zahlreichen Pflanzen wie Eukalyptus, Primel, Holunder, Efeu aus Monoterpenen gebildet und zeigten in Untersuchungen eine Beeinflussung des Arachidonsäure-Metabolismus und dadurch eine Hemmung der Bildung von Leukotrien, Prostaglandin und
  Interleukin 1 und 6. Juergens et al. beschreiben die Wirkung dieser Triterpene auf den Arachidonsäure Metabolisbus und in Folge auf die Blockierung der Bildung proinflammatorischer Zytokine in humanen Lymphocyten und Monozyten. [40]

Hemmung des Arachidonsäure- Metabolismus durch Triterpene (z.B. in Primelextrakt) nach LPS Stimulation von Monozyten.

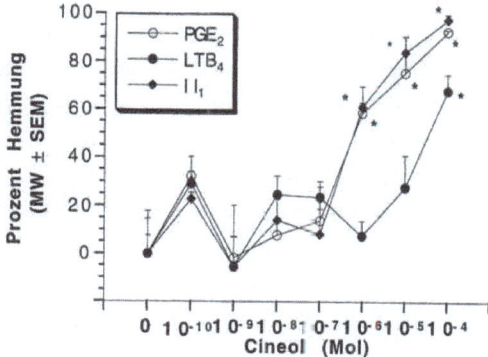

Abb. 16

Das Ausmaß der Antagonisierung von Leukotrienen, Prostaglandinen und Interleukin 1 war vergleichbar mit Budesonid ohne dessen Nebenwirkungen.

Die bronchospasmolytische Wirksamkeit wurde auch klinisch in randomisierten geblindeten Studien an der Verbesserung des mittleren Atemwegswiderstandes bei Patienten mit obstruktiver Bronchitis nachgewiesen. [41,42,43,44]

2.2.5 Stimulation der Mukosalen Abwehr

Bei Patienten mit entzündlichen Darmerkrankungen konnte gezeigt werden, dass die Anwendung eines apathogenen Colistammes Nissle 1917 (Mutaflor®) zu einer Steigerung der Bildung von β Defensin führt. Gleichzeitig konnte auch durch dieses Präparat eine Reduktion von INF-y und IL6 vergleichbar mit einer Antibiotikaverabreichung mit Vancomycin und Imipenem beobachtet werden. Insgesamt können Bakterienlysate wie LuiVac® und Broncho Vaxom® zu einer Stimulierung der β Defensinbildung führen.

Es gibt Heilpflanzen in der Natur, die die mucosale Abwehr stimulieren können.

Der Einsatz der Phytopharmaka erfolgt oft in der hausärztlichen Praxis, wenn andere Therapieoptionen ausgeschöpft sind oder die Behandlung mit Antibiotika nicht sinnvoll erscheint. Wasserdost (Kunigundenkraut, Euphoratum cannabium) sei als Stellvertreter einer Reihe von pflanzlichen Medikamenten genannt. Es ist eine Heilpflanze, die gerne bei Erkältungen eingesetzt wird, da sie das Immunsystem anregt und so die Bekämpfung von Krankheitserregern fördert. Man kann entweder einen Tee als Kaltauszug oder eine Tinktur aus Wasserdost zubereiten. Auch Kapseln mit dem Extrakt sind neuerdings auf dem Markt erhältlich. Ebenfalls hilfreich ist Wasserdost bei Allergien, Heuschnupfen oder auch

Hautausschlägen. Ausgehend von der Pflanze bis zum Endprodukt erfolgt eine Standardisierung als Vereinheitlichung der Qualität. Der Trend in der Pflanzenmedizin geht zur sog. "rationalen Phytotherapie", d.h. zur Auswahl von Inhalts-und Wirkstoffen von Heilpflanzen. Es ist für die Pharmakologie wichtig, eine ausreichende Menge der Wirksubstanz zu verabreichen. Zur Kontrolle der Standardisierung dienen heute Labormessungen. Sind die für die Therapie notwendigen Wirkstoffe noch nicht, oder nicht hinlänglich bekannt, wird die pharmazeutische Qualität der pflanzenspezifischen Inhaltsstoffe an sogenannten Leitsubstanzen festgelegt. Diese sind chemische Verbindungen, die typisch für die Pflanze sind.

Die Stimulation der Bildung von β Defensin wurde in experimentellen und klinischen Studien nachgewiesen. Aber auch zahlreiche andere Phytopharmaka wie Himmelschlüssel (Blätter, Blütenstände und Wurzel) führen zu einer Stimulation der β Defensinbildung.

2.2.6 Diuretika-Wirkung

Die Bedeutung von Phytotherapeutika bei rezidivierenden Harnwegsinfektionen beruht auf mehreren Wirkmechanismen:

Phytopharmaka haben entweder direkte antimikrobielle Eigenschaften oder führen durch Blockierung der Adhärenz zu einer indirekten antimikrobiellen Wirksamkeit: Die stärkste antibakterielle Wirksamkeit im Harntrakt besitzt im Wasserdampfdestillat der Kapuzinerkresse das Benzylsenföl. Diese Substanz eignet sich auch bei Candidabefall der ableitenden Harnwege. Auch Bärentraubenblätter (Uvae ursi folium), Preiselbeerblätter und Brunnenkresse sind Harndesinfizienzien. Der Preiselbeer-Presssaft enthält saure Galakturonide, die als Rezeptor-analoge Kohlenhydrate die Adhärenz bakterieller Mikroorganismen an Uroepithelien blockieren. Die Wirkung liegt in einer Durchspülungstherapie, wobei neben der antientzündlichen (Anthrachinone) und antimikrobiellen Wirksamkeit auch ein diuretischer Effekt zum Tragen kommt.

Die vermehrte Diurese wird der Hauhechelwurzel (Radix ononidis) und dem echtem Goldrutenkraut (Solidanginis virgaureae) zugeschrieben, wobei der Wirkmechanismus nicht vollständig geklärt ist.

Eine Mischung von mehreren pflanzlichen Extrakten mit antiseptischer, diuretischer und antientzündlicher Wirksamkeit (Herba centauri, Radix levisciti, Rosmarienextrakt) ist in Canephron® zur Prophylaxe rezidivierender Harnwegsinfektionen enthalten.

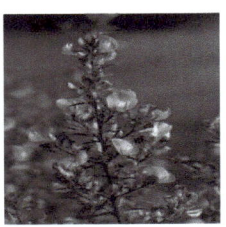

Abb.17
Onosis Spinosa L.

Wirkstoffe:	ätherisches Öl, Isoflavone, Ononin, Trifolirhizin, Onocol, Gerbstoff, Sitosterin
Anwendung:	Entwässerung, Blutreinigung
Nebenwirkungen:	keine

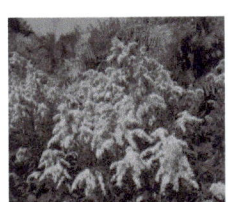

Abb.18
Solidago Virgaurea L.

Wirkstoffe:	Saponide, Glykoside, organische Säuren, Mineralien
Anwendung:	Blasen- Nierenentzündungen, Durchspülungstherapie, Anregung Stoffwechsel, Hauterkrankungen, Leberleiden, Rheuma, Gicht
Nebenwirkungen:	keine

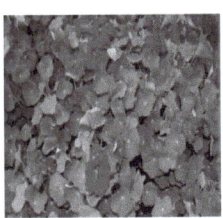

Abb.19
Tropaeolum Majus L.

Wirkstoffe:	Bezylsenföl mit antibiotischer und antimykotischer Wirkung
Anwendung:	Stärkung körpereigener Abwehr, Behandlung von Wunden, Entzündungen Nieren, Harnwege, Bronchitis
Nebenwirkungen:	Reizung Magen-Darm und Nieren

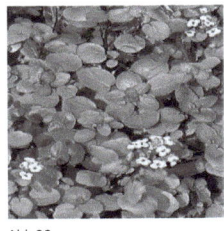

Abb 20
Bärentraube
Arctostaphylos uva-ursi (L.)

Wirkstoffe:	Phenolglykoside Arbutin, Methylarbutin, Gerbstoffe, Gallussäure, Zitronensäure, Apfelsäure, Mineralsalze
Anwendung:	Bettnässen, Blasenentzündung, Harnstoff, Niere
Nebenwirkungen:	Kann zu Leberschäden führen

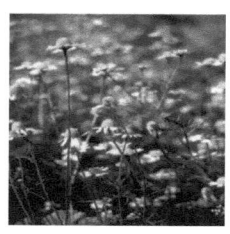

Wirkstoffe	ätherisches Öl mit Chamazulen, alpha-Bisabolol, Flavonoide und Cumarine
Anwendung:	innerlich und äußerlich: Tee für Magenentzündungen, Galleleiden, schlecht heilende Wunden, Bäder, Inhalationen,
Nebenwirkungen:	Schwindel, Konjunktivitiden und nervöse Unruhe

Abb. 21
Chamomilla Recutia

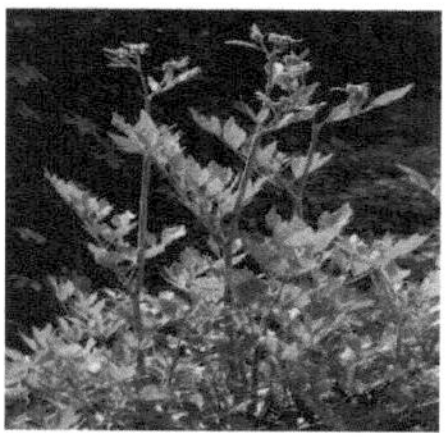

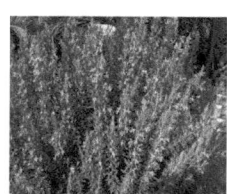

Wirkstoffe:	Glukonasturtin-Senfölglykosid, Phenyäthylsenföl, Kalium, Eisen, Arsen, Jod, Bitterstoff, Vitamine A,C,D
Anwendung:	Aktivierung und Verbesserung des Stoffwechsels
Nebenwirkungen:	Reizungen Magenschleimhaut und Niere

Abb. 22
Nasturtium Officinale R.

Wirkstoffe:	ätherisches Öl, Harze, Gerbstoffe, Flavonoide, Bitterstoffe, Pflanzensäuren, Saponin
Anwendung:	Aktivierung und Verbesserung des Stoffwechsels
Nebenwirkungen:	bei normaler Dosierung keine zu erwarten, kein Tee in der Schwangerschaft

Abb. 23
Rosmarinus Officinalis L.

2.2.7 Lokal antimikrobielle Extrakte

- Zahlreiche pflanzliche Extrakte besitzen eine breite lokale antimikrobielle Wirksamkeit gegen grampositive, gram-negative Mikroorganismen wie Thymian, Schafgarbe, Bärentraubenblätter und Johanniskraut. Das Chamazulen der Kamille besitzt antibakterielle und antivirale Eigenschaften ebenso wie der Extrakt der Ringelblume (Flos calendulae), die zusätzlich auch antientzündliche Eigenschaften besitzt. [45,46,47,48,49,50,51,52]

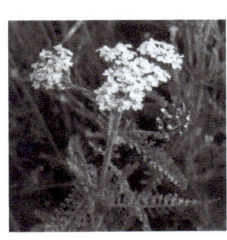

Abb. 24
Achillea Millifolium L.

Wirkstoffe:	Bitterstoffe, ätherisches Öl, Gerbstoffe, Flavonoide, Kalium
Anwendung:	Magenbeschwerden, Appetitlosigkeit, Darm- und Gallebeschwerden
Nebenwirkungen:	Kontaktallergien, Allergien

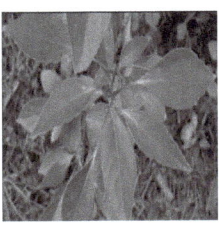

Abb. 25
Arctostaphylos Uva-Ursi

Wirkstoffe:	Arbutin, Methylarbutin, freies Hydrochinon, Gerbstoffe, Flavonoide, wenig ätherisches Öl
Anwendung:	Blasen- Nierenentzündungen, Rheuma, Gicht Durchspülungstherapie, Anregung Stoffwechsel, Hauterkrankungen, Leberleiden,
Nebenwirkungen:	Übelkeit, Erbrechen

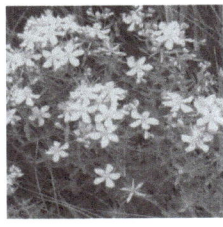

Abb. 26
Hypericum Perforatum L.

Wirkstoffe:	ätherisches Öl, Harze, Gerbstoffe, Rhodan, Flavonoide(Rutin, Querzitrin, Hyperosid)
Anwendung:	Verdauungsanregung, Beruhigung, Depressionen, äußerlich: Muskelschmerzen, Verletzungen, Verbrennungen
Nebenwirkungen:	Lichtüberempfindlichkeit

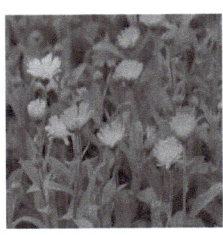

Abb. 27
Calendula Officinalis L.

Wirkstoffe:	ätherischesÖl, Calendula-Sapogenin, Saponide, Glykoside, Carotinoide, Xanthophylle, Bitterstoffe, Schleime, Flavonoide, Fermente , organische Säuren
Anwendung:	Krampflösung, Salben zur Wundbehandlung,
Nebenwirkungen:	selten: Allergien

2.2.8 Blockierung der Adhärenz

Ein innovatives neueres Konzept stellt die Blockierung der Adhärenz bakterieller Mikroorganismen an Epithelzellen dar. Durch Rezeptor-analoge Kohlenhydrate in pflanzlichen Zubereitungen kann die Adhärenz bakterieller Mikroorganismen und die Besiedelung von Schleimhäuten des Gastrointestinaltraktes aber auch der Urogenitaltraktes verhindert werden. Strukturen mit antiadhäsiven Eigenschaften wurden in der *MORO'sche Karottensuppe*, in Preiselbeer-Presssaft, in Heidelbeergelee und im Bratapfel gefunden. [53,54, 55] Ähnliche Kohlenhydratstrukturen mit adhärenzblockierender Wirkung wurden auch aus der Muttermilch isoliert. Diese Lösungen werden einerseits zur Rehydratation von Patienten mit akuten Durchfallerkrankungen aber auch bei chronischen Durchfallerkrankungen und dem postenteritischem Syndrom zum Nahrungsaufbau eingesetzt. Diese Produkte lassen sich ebenso unter pflanzliche Heilmittel subsummieren. [56]

- Derselbe Mechanismus, nämlich die Blockierung der Adhärenz bakterieller Mikroorganismen an Uroepithelien durch Rezeptor- analoge Kohlenhydrate ist der therapeutische bzw. der prophylaktische Ansatz von Phytotherapeutika bei Harnwegsinfektionen , wobei die Betonung zwar auf der Prävention liegt, aber auch eine unterstützende Wirksamkeit der Antibiotikatherapie zu beobachten ist. [57]

3 Eigene Experimentelle Untersuchungen

Die Untersuchung der Adhärenz bakterieller Mikroorganismen als Virulenzfaktor wurde bisher weitgehend vernachlässigt. Für die Untersuchung der Adhärenz von ETEC und EPEC sind Referenzmodelle mit Zellkulturlinien bekannt (Hep-2 Zellen für EPEC, CaCo-2 Zellen für ETEC). Für EHEC aber auch für Pneumokokken, Streptokokken und H. influenzae existiert keine Referenz-Zelllinie.
Für die Untersuchung der bakteriellen Adhärenz wird daher ein Modell benötigt, welches einen guten Einblick in die Verhältnisse in vivo zulässt. Die Möglichkeit in Zellkulturen eine große Zahl an Versuchszellen gleichzeitig zur Verfügung zu haben, und damit viele verschiedene Proben unter gleichen Bedingungen zu untersuchen, macht die Verwendung von Zellkulturen attraktiv.
Es bestehen jedoch hierbei einige gravierende Probleme:

- Nichtpolarisierte Zellen wie HeLa, Hep-2 oder MadinDary Nieren Zellen spiegeln die Verhältnisse im menschlichen Körper in keiner Weise wieder.
- Zellen von menschlichen, intestinalen Tumoren wie CaCo-2 und HAT-29 sind zwar in der Lage zu differenzieren und können sogar eine apikale und basolaterale Seite ausbilden. Die Expression von

Memranproteinen und intestinalen Enzymen hängt jedoch vom Differenzierungsgrad ab und ist ebenso nicht mit in Vivo-Verhältnissen vergleichbar.
- Die Bildung von Rezeptor-Epitopen ist stark von der Kultivierungsdauer und von Wachstumsbedingungen wie dem Nährmedium abhängig.
- Gesunde menschliche Enterozyten sind schwierig zu isolieren und variieren sehr stark von Spender zu Spender.

Es ist also nicht möglich, selbst für alle Vertreter der *E.Coli*-Familie (*ETEC, EPEC, EHEC* und „*p" fimbrientragende E. coli*) eine Zelllinie zu definieren, mit allen erforderlichen Eigenschaften, um ihre Adhärenz in vergleichenden Studien zu untersuchen. Deshalb wurde die Forderung nach einem verbesserten Testmodell erhoben: Menschliches Gewebe aus den für Infektionen relevanten Regionen im Rahmen einer Routineoperation entnommen, entspricht der in vivo Situation am besten und wird daher für die weiteren Untersuchungen ausgewählt. Dieses Gewebe kann als Gefrierschnitt präpariert werden, um die physiologischen Verhältnisse so gut wie möglich zu erhalten, und damit die Testung der Adhärenz wie in vivo zu ermöglichen. Dieses Testsystem kann auch in der weiteren Folge für Untersuchungen zur Blockierung der Adhärenz pathogener Mikroorganismen verwendet werden.

3.1 Blockierung der Adhärenz durch Rezeptoranaloga

Da die Adhärenz als ebenbürtiger Virulenzfaktor in der Entstehung von Infektionen erkannt wurde, kommt - im Gegenschluss - einer Blockierung der Adhärenz sowohl eine entscheidende prophylaktische als auch therapeutische Bedeutung zu. Die Blockierung der Adhärenz kann durch Rezeptoranaloga d.h. Teilstrukturen des physiologischen Rezeptors erreicht werden, wobei die Oberflächenantigene der Bakterien, i.e., Fimbrien, durch wasserlösliche Kohlehydratstrukturen besetzt werden.

- Wasserlösliche Rezeptor analoge Kohlenhydrate
  (Gal 1 – 4 Gal Strukturen = saure Galakturonide) sind physiologisch in der
  Epithelial Lining Fluid (ELF) enthalten und blockieren die Adhärenz. [58]

- dieselben Kohlenhydratstrukturen sind in der Muttermilch als Muttermilch Oligogalakturonide enthalten und wahrscheinlich der effizientere Mechanismus in der Infektabwehrkette des Neugeborenen/Säugling im Vergleich zum Sekretions IgA. [59,60]

- Wie in früheren Untersuchungen gezeigt werden konnte, sind saure Galakturonide, die durch Fermentation aus Pektin gewonnen werden, für die von uns untersuchten enteropathogenen Mikroorganismen in einem hohen Maße adhärenzhemmend.

- Das Wirkprinzip der Preiselbeere als Prophylaxe von rezidivierenden Harnwegsinfektionen beruht auf der Adhärenzblockierung bakterieller Mikro-organismen durch die Ausscheidung dieser Rezeptor analogen Kohlenhydrate im Harn.
- Auch das Wirkprinzip der Karottensuppe nach MORO beruht auf dem gleichen Mechanismus.

Die adhärenzblockierende Wirkung der Oligisaccharide ist unterschiedlich spezifisch. Mannose und Isomalt (Maltodextrin) sowie auch zahlreiche andere Kohlenhydrat-Extraktionen können die Adhärenz nur in einem geringen Maße beeinflussen. Da weder der 6-fach Zucker Mannose, noch die zwei Glukosemoleküle bei der Maltose in der Lage waren die Strukturen, die zur Adhärenz benötigt werden, zu besetzen, können die Bakterien weiterhin an den Epithelzellen Halt finden. Auch das Disaccharid Maltose hat keinen nennenswerten Einfluss auf die Adhärenz der untersuchten Bakterienstämme wie unsere Untersuchungen zeigen konnten.

Die chemische Ähnlichkeit der Rhamnogalakturonane aus Radix Altheae mit dem Gal 1–4 Gal Strukturen auf der Seite der Epithelzellen für die Adhärenz von Mikroorganismen mit Fimbrien, Fibrillen ist frappierend. Zudem sind auch Rhamnose sowie Arabinose in Verbindung mit Galaktose als Arabinogalaktane als alternative Adhärenzrezeptoren beteiligt.

3.1.1 Blockierung der Adhärenz durch Maskierung des Rezeptors

Es ist möglich, einerseits die Adhärenz bakterieller Mikroorganismen durch Blockierung des Rezeptors am Mikroorganismus zu hemmen, andererseits den Rezeptor an der Epithelzelle zu maskieren, so dass die Rezeptoren der Mikroorganismen nicht mehr an der Epithelzelle andocken können.

Wässrige polysaccharidreiche Extrakte von Radix altheae werden bei Entzündungen im Nasen- Rachenraum eingesetzt, wobei den Polysaccharid-Hydrokolloiden eine schleimhautschützende Wirkung zugeschrieben wird. Durch Auflagerung einer dünnen Schicht dieser Polysaccharid-Hydrokolloide werden Schleimhautareale gegen physikalische externe Noxen geschützt.

Auf Grund dieser „passiv einhüllenden Wirkungen" kann zu Recht angenommen werden, dass diese Polysaccharid-Hydrokolloide auch die Rezeptoren der Zellen für die Andockung von bakteriellen Mikroorganismen und Viren hemmen können.

Es lag daher nahe und wurde als Ziel dieser Untersuchung definiert, die Blockierung der Adhärenz bakterieller Mikroorganismen, die für Infektionen/Superinfektionen nach Virusinfektionen im oberen und unteren Respirationstrakt in Frage kommen, zu untersuchen und zu dokumentieren.

3.1.2 Blockierung der Adhärenz durch Benetzung von Mikroorganismen (Bakterien)

Die logische Schlussfolgerung war hiermit, dass eine Umkehr des Versuchs im Testmodell möglich ist, und vergleichbare Ergebnisse erzielbar sind. Es wurde somit weiterhin versucht, ob eine Blockierung der Adhärenz von Keimen (Bakterien: Pseudomonas, H.influenzae, Streptokokken, Staphylokokkus aureus und E.coli) auch über die Maskierung der Rezeptoren der Mikroorganismen selbst möglich sei, indem diese mit Radix Altheae benetzt wurden, und dann mit den Schleimhäuten in Kontakt gebracht worden sind.

3.2 Untersuchungsgang der Adhärenz der Rezeptoren

3.2.1 Bakterienstämme

Folgende Bakterienstämme werden in die Untersuchung einbezogen. Es sind dies Referenzstämme (ATCC) sowie Teststämme für Ringversuche:
- Streptococcus pneumoniae ATCC 40610
- Streptococcus pyogenes Lancefield Gruppe A ATCC BAA 1413 59650
- Haemophilus influenzae Teststamm für Ringversuche
- Staphylokokkus aureus; multiresistent (MRSA) ATCC 25923
- Escherichia coli ATCC 25922
- Pseudomonas aeruginosa ATCC 47053 PAO 1024

3.2.2 Wachstums- und Kulturbedingungen der Keime

Die Stämme wurden bei -70 °C in Mikrobanken (ProLab Diagnostics, Neston GB) gelagert.
1 Einheit dieser tiefgefrorenen Keime wird in TSBY
(30 g Trypcase Soja + 10 g Hefeextrakt/l Aqua bidest) Bouillon angezüchtet: die Bebrütung erfolgt bei 37°C über 12 Stunden.
Haemophilus wird unter Zugabe von von 1% Haemophilus media Supplement SR 0158E
(+ NADH plus Haeminchlorid) in Isosensitest Bouillone gezüchtet, die weitere Vorgangsweise ist wie folgt:
- 0.3 ml dieser trüben Bouillon wird in 10 ml TSBY eingebracht und für 3 Stunden im Shaker bei 37 °C bebrütet.
  Dies resultiert in einer Ausgangskeimzahl von 5×10^8 CFU/ml.

- Die Bouillon wird zentrifugiert (1500 rpm, 10 min, bei Raumtemperatur), der Überstand abgekippt. Die Zellsuspension wird 1 x in 10 ml NaCl 0.9 % gewaschen und anschließend zur Untersuchung der Adhärenz resuspendiert.
- Eine Ausgangs-Keimzahl von 10^6 CFU/ml in der Testlösung wird durch Verdünnung mit NaCl 0.9 % hergestellt.
- Die endgültige Keimzahl wird durch Trübungsmessung bei 475 nm im Photometer ermittelt: bei einer OD von 0.15 ergibt die Akuttestung die gewünschte Inokulumdichte von 10^6 CFU/ml.

3.2.3 Gefrierschnitte

Gefrierschnitte von Patienten, die zur Resektion von Lungenarealen aufgrund eines Bronchusmalignoms stationär behandelt werden, werden zur Untersuchung verwendet.

Die Gewebsproben werden bei einer Operation aus dem proximalen Anteil eines Bronchus gewonnen. Das Gewebe ist im Gesunden abgesetzt und bereits histologisch als unversehrt dokumentiert.

Nach der gleichen Methode wird Nasenschleimhaut, die bei der Operation der oberen Luftwege Nasenscheidewandoperation, bzw. nach Tonsillektomie zur histologischen Untersuchung entnommen und präpariert. Zuletzt wurde der Resektionsanteil der Trachea, der im Rahmen einer Tracheotomie exzidiert wurde, als Gewebeprobe verwendet.

Die Gewebsschnitte werden sofort zur Herstellung der Gefrierschnitte zuerst zur histologischen Dokumentation dann zur Probenaufbereitung bearbeitet, in Kohlensäureschnee tiefgefroren und mit einem Mikrotom in 6 µ dicke Schnitte geschnitten und auf Objektträger aufgenommen.

Die Lagerung der Schnitte erfolgt bei –70° C.

Es ist sichergestellt, dass jeweils mindestens 200 sequentielle Proben, die zur Untersuchung eines Keimes notwendig sind, von einem Patienten stammen.

3.2.4 Untersuchungsgang

Untersuchung der Adhärenz:

Die Auswahl der Gefrierschnitte erfolgt so, dass ein direkter Vergleich zwischen Adhärenz und Hemmung der Adhärenz durch aufeinanderfolgende Schnitte möglich ist. Auf einem Objektträger wurden 3 aufeinanderfolgende Gefrierschnitte menschlichen Materials, das bei einer Routineoperation gewonnen wurde mit der Dicke von 6 µm aufgebracht. Die Proben sind:

- Nasenschleimhaut bei Korrektur einer Nasenscheidewanddeviation
- Tonsillengewebe nach Tonsillektomie aufgrund rezidivierender Tonsillitiden

- Trachealschleimhaut nach klinisch indizierter Tracheostomie
- Proximaler Bronchusanteil nach Operation eines Bronchialkarzinoms

Präoperativ wurde die Einwilligung der Patienten eingeholt, das Gewebematerial, nach den notwendigen histologischen Untersuchungen, auch für Forschungszwecke zu verwenden.

Die Gefrierschnittprobe auf dem Objektträger wird mit einem Daco Pen (DACO A/S) eingekreist, anschließend werden 100 µl des wasserlöslichen reinen Eibischextrakts auf die mittlere Gewebeprobe und 100 µl der kommerziellen Lösung Phytohustil auf die distale Probe aufgebracht.

Auf die Seite, die der Markierung naheliegt wurde 100 µl 0.9 % NaCl-Lösung als Kontrolle aufgebracht.

Nach 30 Minuten Einwirkzeit werden die Objektträger in 25 ml einer entsprechenden Bakteriensuspension eingetaucht, so dass auf jeder Gewebsprobe die gleiche Menge an Bakterien für die gleiche Zeit einwirkt.

Eine Einwirkzeit von 30 Minuten ist erfahrungsgemäß optimal, um eine entsprechende feste Bindung mit den Rezeptoren an den Gefrierschnitten einzugehen. Nach der geeigneten Kontaktzeit wird der Gefrierschnitt mit PBS unter definierten, bereits bei früheren Versuchen festgelegten Bedingungen gewaschen, getrocknet und nach Pappenheim gefärbt.

Nach der Färbung kommt der Gefrierschnitt zur mikroskopischen Auszählung, Fotodokumentation und weiteren Aufbewahrung.

Auszählung der Proben:

Die Keime, die in 50 aneinander liegenden Epithelzellen haften, werden gezählt und der Mittelwert der Keimzahl pro Epithelzelle kalkuliert. Bei einer Schnittdicke von 6 µm liegen die auszuzählenden Epithelzellabschnitte in den entsprechenden Proben aneinander und ermöglichen dadurch den direkten Vergleich.

3.3 Untersuchungsgang der Benetzung der Bakterien

Umkehr des o.g. Versuchs: es erfolgt die Benetzung von Pseudomonas, Streptokokken, H.influenzae, Staphylokokkus aureus und E.coli mit Radix Altherae und dann Aufbringung auf die Gefrierschnittpräparate von Nasenmuschelschleimhaut, Tonsille, Trachea und Bronchus im Vergleich einerseits mit o.g. Keimen ohne Benetzung und andererseits mit physiologischer Kochsalzlösung zum Vergleich unter dem Mikroskop.

100 µl Phytohustil werden mit den Keimen als Suspension in Verbindung gebracht (zentrifugiert und geschüttelt), 30 min. inkubiert. 300 µl NaCl-Lösung werden ebenfalls mit den Keimen versetzt (zentrifugiert und geschüttelt) und inkubiert.

Danach werden alle benetzten Gefrierschnittpräparate getrocknet, daraufhin zuerst mit Methylenblau-Lösung (5 Minuten) und dann mit Giemsa-Lösung (10 Minuten) eingefärbt, gewaschen, getrocknet und anschließend mikroskopiert.

3.4 Ergebnisse der Rezeptoradhärenz und der Benetzung

Repräsentative Ergebnisse sind einerseits als Fotodokumentation dargestellt.
Dokumentation von S. pneumoniae an Epithelzellen der Tonsille.

Kontrolle nach

Beschichtung des Präparates mit
1% Rohpolysaccharid von Radix Altheae in
NaCl phys.

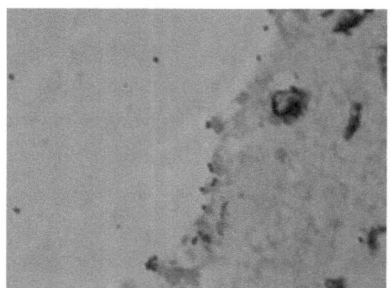 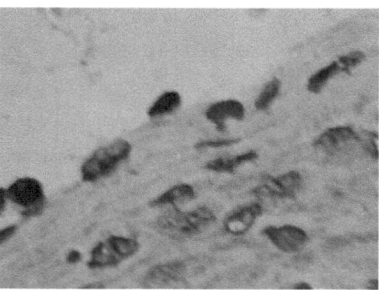

Abb. 28

Da aber im Rahmen der Fotodokumentation nur gewisse repräsentative Areale dokumentiert werden können sind die Ergebnisse andererseits als Tabelle beschrieben:

Legende:

+++++ Komplette Blockierung
++++   3 – 10 Keime pro 50 Epithelzellen
+++   10 – 20 Keime pro 50 Epithelzellen
++   20 – 50 Keime pro 50 Epithelzelle
-      > 50 Keime / 50 Epithelzellen

Blockierung durch das Rohpolysaccharid:

Gewebeprobe	S. pneum.	S. pyog.	H. infl.	S. aur.	E. coli	P. aerug.
Nasenschleimhaut	++++	+++++	++++	+++	+++++	++++
Tonsille	++++	++++	++++	++++	++++	+++++
Trachea	++	++++	++++	++++	++++	+++++
Bronchus	++++	+++	+++	++++	++++	+++++

Blockierung durch den kommerziell verfügbaren Saft:

Gewebeprobe	S. pneum.	S. pyog.	H. infl.	S. aur.	E. coli	P. aerug.
Nasenschleimhaut	+++++	+++++	+++++	++++	+++++	+++++
Tonsille	++++	++++	++++	++++	++++	+++++
Trachea	++++	++++	++++	++++	++++	+++++
Bronchus	+++++	++++	++++	+++++	+++++	+++++

Ergebnisse der Benetzungsuntersuchungen

Es konnten keine signifikanten Unterschiede der Keimzahlbesiedelung der Schleimhäute mit und ohne Benetzung der Mikroorganismen (Bakterien) mit Phytohustil festgestellt werden. Es waren etwa genauso viele Keime an der mit Radix Altheae benetzten als auch an der unbenetzten Bakterienkultur mikroskopisch nachweisbar, d.h. es konnten keine Reduzierung der Adhärenz in der Schleimhautoberfläche erreicht werden.

Dokumentation von S. pneumoniae an Epithelzellen der Tonsille

Kontrolle   nach Immersion der Mikroorganismen in 1 %
                                Rohpolysaccharid von Radix Altheae in
                                NaCl phys.

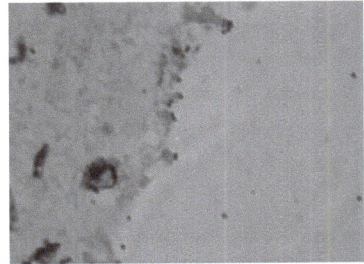
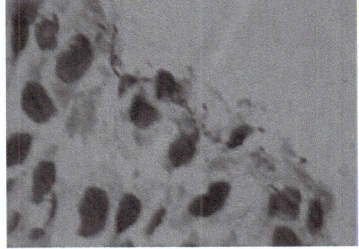

Abb. 29

4 Klinische Evaluierung

Diese Untersuchung wurde als statistische Studie, nach kontrollierter Patientenbeobachtung und retrospektiver klinischer Evaluierung von Behandlungsergebnissen im Rahmen einer ärztlichen Praxis durchgeführt.

ZIEL der Studie war die Beurteilung des präventiven Effekts bakterieller Superinfektionen durch pflanzliche Arzneimittel im Vergleich zur Gabe von Antibiotika. Dabei wurde eine besonders sorgfältige Nachbeobachtung von Patienten unter dem Alter von 10 Jahren durch tägliche Visiten bzw. Telefonvisiten durchgeführt.

Im DESIGN handelte es sich hier um eine multizentrische Studie in drei hausärztlichen Praxen in Oberbayern. Untersucht wurden akute Infekte der oberen Atemwege: Sinusitis, Pharyngitis, Otitis media und Bronchitis.

Bei den Patienten, die zur Evaluierung aufgenommen wurden handelt es sich um akut aufgetretene Infektionen ohne Bezug auf chronische Verläufe, das heißt nur Akutfälle wurden entsprechend diagnostiziert, behandelt und deren Verläufe kontrolliert. Im Folgenden eine kurze Darstellung der wichtigsten Infektionen, die hier im Mittelpunkt der Klinik und der experimentellen Forschung standen und die Kriterien für eine Phytotherapie bzw. den Beginn einer Antibiotikabehandlung definiert.

Rhino-Sinusitis

Patienten mit akuter Rhinitis mit allgemeinen grippalen Beschwerden wie Fieber, Kopfschmerzen, Schwindel, Übelkeit und Brechreiz sowie Sekretfluss in den Nasen-und Rachenraum wurden in die Evaluierung einbezogen. Zum Einsatz kamen hier initial die Gabe von Phytopharmaka (Sinupret forte®, Sinuc-Saft®, Exeu®, Soledum®) sowie unterstützend auch Antipyretika und Analgetika sowie Antiphlogistika (ASS, Paracetamol, Diclofenac).
Beim Auftreten eines eitrigen Ausflusses, schweren Allgemeinsymptomen wie pulsierender Kopfschmerz, der sich beim Drehen des Kopfes und beim Beugen des Körpers deutlich verstärkte und bei Fieber über 39°C erfolgte die Gabe eines Antibiotikums. Entscheidend war insbesondere bei Kleinkindern bis zum 6. Lebensjahr die kurzfristige Kontrolle, da durch die Nichtbelüftung der Nebenhöhlen hier eine Verschleppung der Symptomatik in eine Otitis media erfolgen kann. Der Hausarzt muss sich demnach sehr bewusst sein, dass ein Einsatz von Phytopharmaka und anderen nichtantibiotischen Präparaten eine engmaschige Kontrolle der Krankheitsverläufe und damit einen erhöhten Zeitaufwand mit sich bringt.

Pharyngitis

Diese Erkrankung geht mit einer akuten Infektion der Rachenschleimhaut, meist viraler Art, oft auch sekundär bakteriell infizierter Schleimhäute, einher. Hier führt ein Virusinfekt zur Rötung und Schwellung der Lymphfollikel und Seitenstränge. Schluckbeschwerden, schmerzendes und brennendes Gefühl im Rachen und Zwang zum Räuspern und Reizhusten belasten den Patienten sehr. Der entscheidende Unterschied im therapeutischen Vorgehen bei einer Tonsillitis ist der Ausschluss einer Infektion durch β hämoloysierende Streptokokken der Gruppe A.

Patienten mit Verdacht auf Streptokokkenangina präsentieren sich entweder mit den klinischen Symptomen eines Scharlachs wie dem scarlatiniformen Exanthem und der Himbeerzunge, oder einem akuten Krankheitsbeginn mit hohem Fieber, Schüttelfrost, Kopfschmerz, Bauchschmerz und Erbrechen. Es fehlen die üblichen Symptome einer Virusinfektion wie Schnupfen und Bronchitis. Die Kieferwinkellymphknoten sind schmerzhaft, die Tonsillen hochrot – glasig geschwollen (beefy red) ohne Membranen. Petechien am weichen Gaumen sind pathognomonisch für einen Streptokokkeninfektion.

Bei den oben beschriebenen Symptomen wird eine Behandlung mit einem Oralpenicillin 100 000 iE/ kg KG aufgeteilt auf 2 Tagesdosen begonnen. Bei Unsicherheit der Diagnose erfolgt die Entscheidung nach einem Streptokokkenschnelltest (Abbott).

Halsschmerzen ohne die genannten Symptome wurden symptomatisch mit Fiebersenkung und Schmerzlinderung sowie mit einer Rachendesinfektion (Hexoral®, Locabiosol®, Neo Angin®) behandelt. Besonders geeignet erwies sich Gurgeln mit Kamille, Salbei mit lokaler antibakterieller und antiviraler Wirksamkeit, die wesentlich bessere Ergebnisse erzielt als die Gabe von wechselnden Antibiotika. Es zeigt sich aber gerade bei dieser Infektion, dass es in der Natur des heutigen Menschen liegt, Schnelligkeit einzufordern, so dass die Antibiotika rasch gegeben werden, um eine sehr schnelle Linderung der subjektiven Beschwerden bei der Pharyngitis zu erreichen. Leider bleibt in der Praxis oft festzustellen, dass wiederkehrende Pharyngitiden bei den gleichen Patienten innerhalb einer Saison damit verbunden sind.

Otitis media

Die Otitis media ist eine ungemein häufige Erkrankung bei Kindern und den meisten Eltern sehr gut an den Wochenenden und in der Nacht bekannt. Kleine Kinder sind deutlich anfälliger, da die Ohrtrompete kurz und das Immunsystem noch nicht so ausgereift sind. Es handelt sich um eine akute Entzündung sämtlicher Mittelohrräume ohne Beteiligung des äußeren Gehörgangs.

In den meisten Fällen ist eine virale Infektion des Nasenrachenraumes ev. unter Einbeziehung der Paukenhöhle der Vorläufer. Dabei kommt es zuerst zur Obstruktion der Eustachischen Tube, der daraus folgende Unterdruck bedingt bereits starken Ohrschmerz.

In der Folge steigen Keime aus dem Nasen-Rachenraum durch die Eustachische Röhre in die Paukenhöhle auf. Zu 90 % besteht eine monomikrobielle Infektion durch Streptokokken, Pneumokokken, Haemophilus influenzae und Staphylokokken. Ist das Trommelfell verletzt können Bakterien auch von außen ins Mittelohr eindringen. Leitsymptome sind heftigste Schmerzen, Druckempfindlichkeit, Unwohlsein, Weinerlichkeit, Unruhe und auch Schwerhörigkeit.

Gerade zu Beginn der Erkrankung, in dem die klinische Symptomatik vorwiegend auf einer Obstruktion der Eustachischen Tube beruht, ist eine antientzündliche, schleimhautabschwellende sekretolytisch – sekretomotorische Therapie von Nutzen, um die folgende bakterielle Superinfektion der Paukenhöhle zu verhindern. Dies versuchten wir im Rahmen der klinischen Evaluierung zu dokumentieren.

Nach den Erfahrungen dieser Evaluierung ist auch eine sehr hohe Spontanheilungsrate (ca.80% der Kinder sind nach 24 Stunden schmerzfrei!) unter der Therapie von Analgetika, abschwellenden Nasentropfen, Sekretolytika und Antipyretika sowohl pflanzlicher Natur als auch chemischer Medikamente die Folge. Das abwartende Kontrollieren des Befundes und die fast tägliche Rücksprache mit den Patienten bzw. deren oft sehr besorgten Eltern ist dabei ein Muss in der allgemeinärztlichen Sprechstunde.

Bei eindeutiger Diagnose, hohem Fieber ev. mit Fieberkrampf, einem hochroten vorgewölbten Trommelfell mit imminenter Perforation, bei Auftreten einer Otitis media in den ersten 2 Lebensjahren ist jedoch wegen der Gefahr von Komplikationen eine frühzeitige Antibiotikatherapie indiziert. Dies verhindert nicht die unterstützende Therapie mit antientzündlichen Medikamenten insbesondere Phytopharmaka wie oben erwähnt.

Bronchitis, Bronchopneumonie

Es handelt sich hierbei um eine Entzündung der Schleimhaut des Tracheobronchialbaumes.

Im hausärztlichen Bereich ist diese weltweitverbreitete Erkrankung einer der häufigsten in der Praxis. Erreger sind meist Viren (Influenza, Parainfluenza), denen durch eine Störung der mucoziliären Clearance eine bakterielle Superinfektion folgen kann (z.B. durch Pneumokokken, Haemophilus influenzae) und durch Feuchtigkeit, Kälte, Staub und Rauchen sehr gut angefeuert werden. Der Auskultationsbefund besteht meist in grobblasigen feuchten Rasselgeräuschen. Giemen und Brummen beobachtet man beim Vorliegen einer obstruktiven Komponente. Klingende ohrnahe Rasselgeräusche deuten auf eine Pneumonie (Pneumokokken) hin und bedürfen einer antibiotischen Behandlung. Besonderes Augenmerk ist auch auf verminderte oder fehlende Atemgeräusche über bestimmten Lungenarealen zu legen, da dies auf eine Atelektasepneumonie hinweist, und als Pneumonie betrachtet werden muss. Eine obstruktive Bronchitis bzw. das Intrinsic-Asthma des Säuglings und Kleinkindes wird häufig durch eine Infektion mit Respiratory-Syncytial (RS)-Viren, bei ca. 10 - 15 % der Patienten auch durch *Mycoplasma pneumoniae* ausgelöst. Erst sehr viel später ist eine obstruktive (asthmoide) Bronchitis Ausdruck eines allergischen Geschehens. Die korrekte Differenzialdiagnose eines infektbedingten versus allergischen Asthmas sowie in der weiteren Folge die Diagnose einer bakteriellen Superinfektion bei gestörter mucociliärer Clearance ist für die Therapieplanung von entscheidender Bedeutung.

Zu Beginn einer einfachen Bronchitis erfolgte die Behandlung neben Allgemeinmaßnahmen in der Gabe von Sekretolytika und Sekretomotorika. Antitussiva wurden nur in Ausnahmefällen, bei quälenden, nächtlichen Hustenanfällen verabreicht. Bei bakterieller Folgebesiedlung z.B. bei Kindern, und bei alten Menschen bei denen die Behandlung mit Phytopharmaka nicht innerhalb von 1 – 3 Tagen anschlug, oder eine Verschlechterung des klinischen Befindens eintrat, wurde eine Gabe von Antibiotika zur Vermeidung von gefährlichen Verläufen (Bronchopneumonie) verordnet.

Insgesamt waren 664 STUDIENTEILNEHMER zwischen 2 und 78 Jahren ohne studienrelevante chronische Erkrankungen mit akutem Infekt der oberen Atemwege, der seit höchstens 48 Stunden vor Studieneinschluss aufgetreten war. Chronische Erkrankungen waren bei insgesamt 102 Patienten einbezogen, wobei es sich um Herz-Kreislauf- erkrankungen (wie Bluthochdruck) und Stoffwechselkrankheiten
(wie Diabetes mellitus Typ II oder Hypercholesterinämien) handelte. Bei diesen Patienten mit chronischen Erkrankungen, die medikamentös eingestellt , also mit Antihypertensiva, Antidiabetika, Cholesterinsenkern und Antikoagulantien behandelt worden waren, wurde im Rahmen eines akuten Infektes eine zusätzliche Therapie notwendig. Von diesen chronisch Kranken wurde die Hälfte bereits primär mit Antibiotika versorgt, wobei hier wiederum noch einmal bei 4 Patienten ein Antibiotikawechsels bei vermuteter Unempfindlichkeit/Resistenz der Keime notwendig war. Weitere 23 Patienten erhielten zusätzlich noch Phytopharmaka zur Unterstützung der Sekretolyse und Bronchodilatation. Bei allen chronisch kranken Patienten kam es zur Abheilung der akuten Infekte, wobei 2 Patienten einen Lungenfacharzt bei anhaltendem Husten konsultierten und 2 stationäre Einweisungen bei anhaltendem Fieber notwendig wurden.
Alle anderen Patienten waren primär gesunde Patienten mit auftretendem Infekt des oberen Atemwegtraktes.

Als HAUPTZIELKRITERIEN waren der Vergleich der Ansprechraten in der ersten drei Tagen definiert, wobei Ansprechen als die Abnahme der Gesamtsymptome um mindestens 50% verglichen mit den Ausgangssymptomen definiert war.
Außerdem wurde zwischen primärer und sekundärer Antibiotika-und Phytopharmakagabe unterschieden und auch noch die sekundäre Facharztvorstellung bzw. stationäre Einweisung bei Superinfektionen dokumentiert. In der hausärztlichen Praxis muss als Nebeneffekt fast immer auch die Selbstmedikation der Patienten und die Vorbehandlung sowohl mit „Hausmitteln" als auch die Einnahme von freiverkäuflichen Medikamenten berücksichtigt werden.

Bei den Gesunden, also hier alle Patienten, die lediglich wegen eines akuten Infektes der oberen Atemwege ohne Behandlung von Vorerkrankungen, aber natürlich auch wieder unter Berücksichtigung der vorausgegangenen „Eigentherapie", in die hausärztliche Sprechstunde kamen , war der Einsatz von Phytopharmaka in der Primärtherapie sehr viel häufiger möglich (bei ca.96% primär) und hier auch sehr viel erfolgreicher als bei den chronisch kranken Patienten. Nur bei ca. 3% war die sekundäre Gabe von Antibiotika notwendig, da sich die Symptomatik sowohl aus subjektiver Sicht der Patienten, als auch aus medizinischer Indikation nicht wesentlich verbesserte. Der Großteil dieser Patientengruppe ließ sich aber sehr gut und erfolgreich durch den Einsatz der Phytopharmaka therapieren, so dass auch in dieser großen Gruppe von Patienten nur 2 stationäre Aufenthalte notwendig wurden. Dafür erfolgten zur Sicherung der eigenen Diagnosestellung und Therapie als auch auf Wunsch des Patienten 48 Überweisungen zu Fachkollegen. Bei allen in der Studie einbezogenen Patienten kam es zur vollständigen Abheilung der akuten Infekte. (Abb. 30,31)

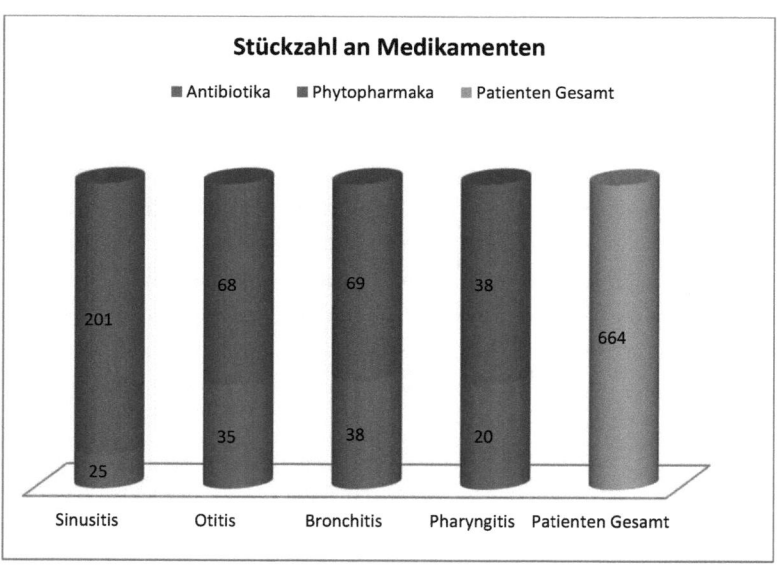

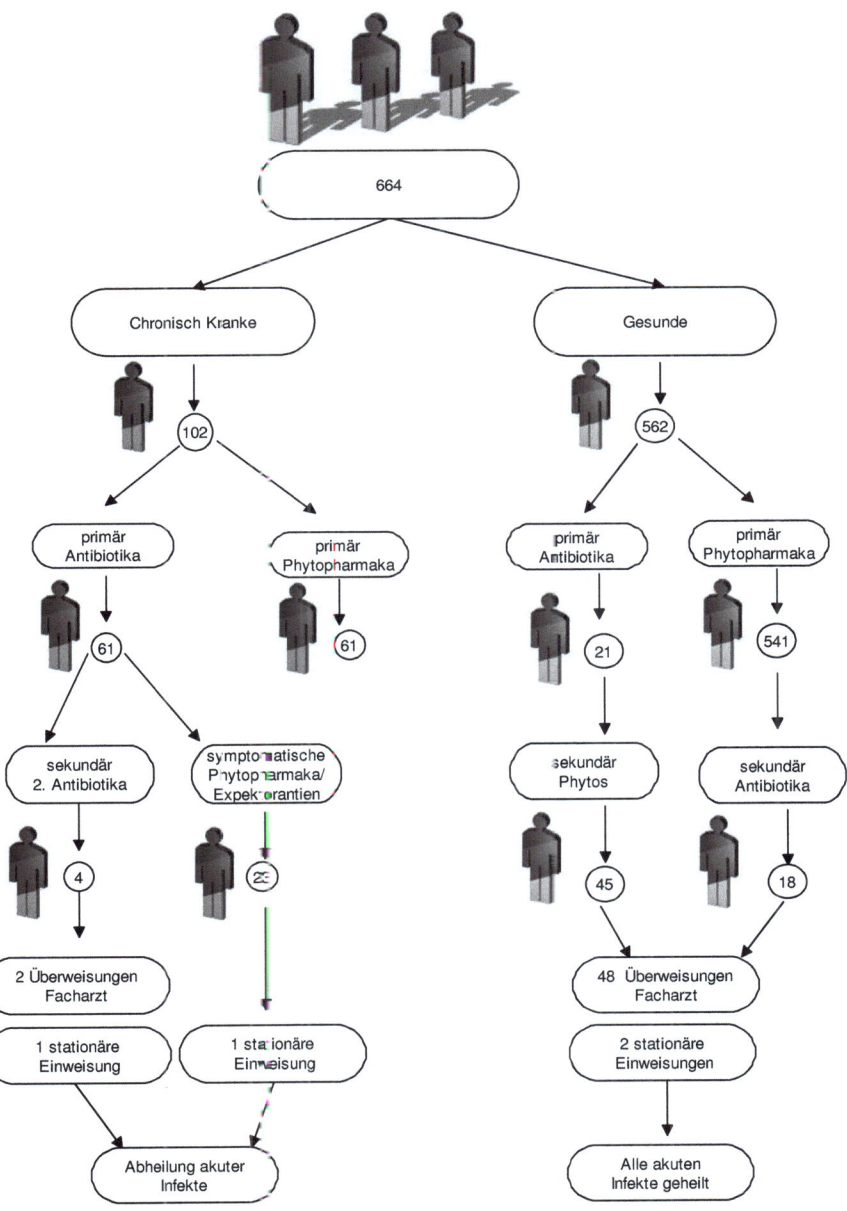

Abb. 31

5 Ergebnisse

5.1 Ergebnisse aus der Hausärztlichen Praxis

Die Phytotherapie war der Behandlung mit Antibiotika in den ersten drei Tagen hinsichtlich der Symptomreduktion nicht unterlegen. Bei Patienten, bei denen Antibiotika notwendig waren, wurde eine schnelle Senkung der Körpertemperatur festgestellt. Dabei war vor allem ein rascher Fieberabfall bei Kindern mit Otitis media festzustellen. In der erfolgreichen Behandlung des Entzündungsgeschehens waren hingegen keine klinisch relevante Verbesserungen des akuten Infektes gegenüber den Phytopharmaka zu beobachten. Die Ansprechraten lagen innerhalb der drei Tage bei 64% bei den Phytopharmaka und bei 75 % in der Antibiotikagruppe. (Abb.32,33,34,und 35)

Nach 7 Tagen war bei allen Infekten fast Symptomfreiheit, allerspätestens nach 14 Tagen eine Abheilung der Akutsymptomatik erreicht, wobei es keinen Unterschied im Erfolg von Antibiotika gegen Phytopharmaka beim Erreichen der Ausheilung gab.

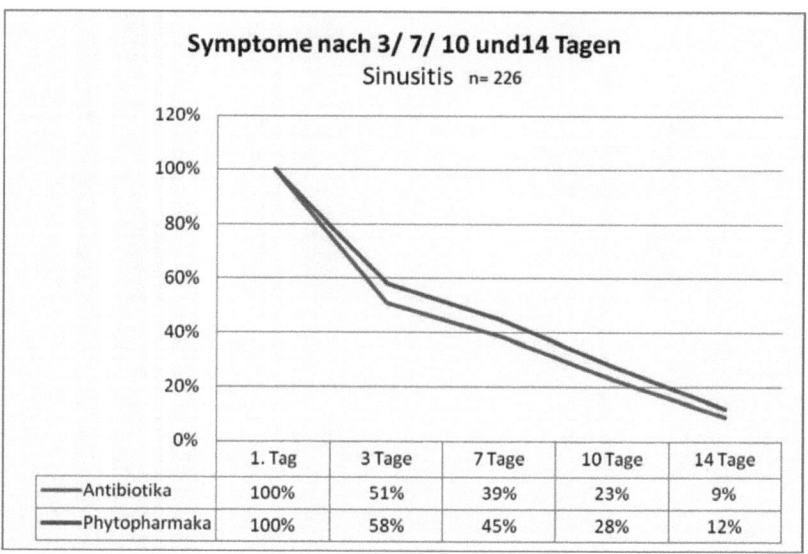

Abb. 32

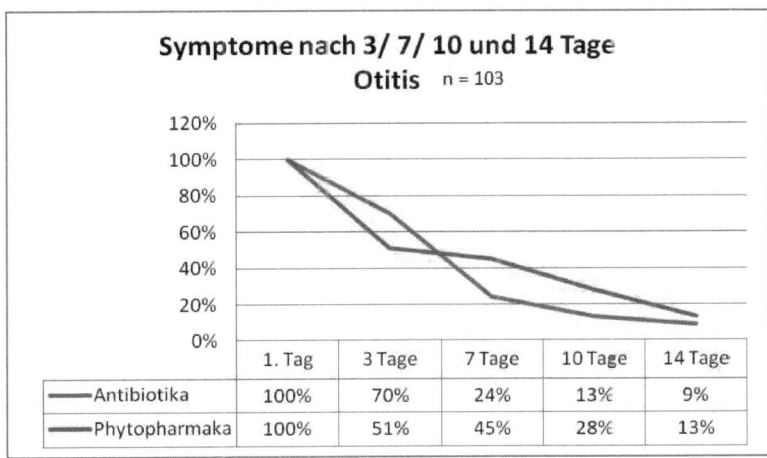

Abb. 33

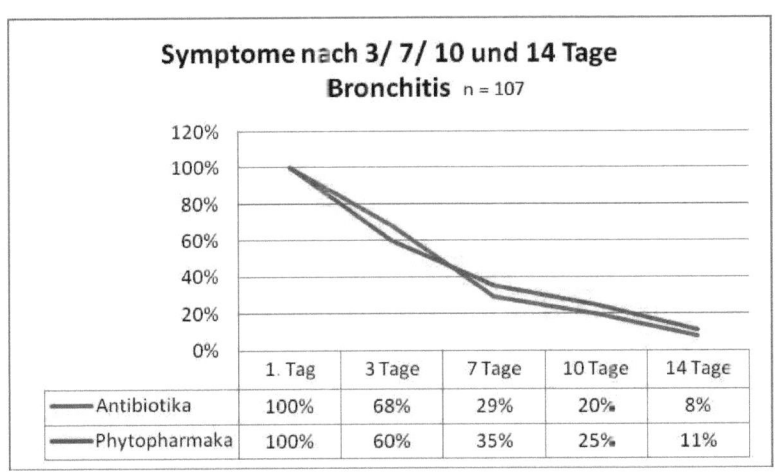

Abb. 34

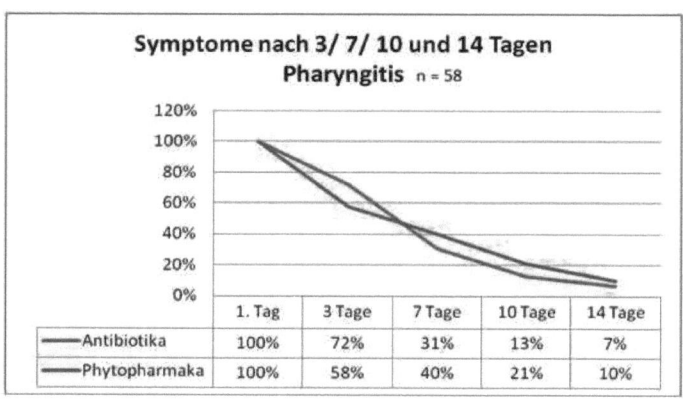

Abb. 35

Hinsichtlich aller sekundärer Parameter wie die Zeit bis zur Symptomfreiheit, Schmerzfreiheit, Auswurfsbeseitigung und Gesamtbeurteilung der Wirksamkeit durch den Hausarzt und den Patienten, wurden keine signifikanten Unterschiede zwischen beiden Behandlungsstrategien festgestellt.

Beide Behandlungsschemata waren gut verträglich, wobei bei den Antibiotika (insgesamt 108) als Nebenwirkungen 1x Allergie, 3x sekundäre Pilzinfektionen und 1x eine Colitis auftrat.

Bei den Phytopharmaka hingegen waren keine Nebenwirkungen zu verzeichnen.

Es bleibt die logische Konsequenz im täglichen Umgang von den sehr häufigen banalen Infekten der oberen Atemwege in der Hausarztpraxis doch mehr denn je und viel häufiger zu pflanzlichen Wirkstoffen in Verbindung mit reichlicher Flüssigkeitszufuhr und körperlicher Schonung zurückzugreifen.

5.2 Klinischer Einsatz von Phytopharmaka und Antibiotika in der hausärztlichen Praxis

Bei der Bewertung der Wirksamkeit eines Phytopharmakons befindet sich der Arzt im Spannungsfeld von praktischem Therapieerfolg und gleichzeitigem Fehlen eines naturwissenschaftlichen Wirkungsnachweises im Modellversuch nach GCP (prospektiv, randomisiert, geblindet). Nach den epistemiologischen Ansätzen in der rationalistisch-mechanistischen Welt eines Rene Descartes und den mathematisch-physikalischen Gesetzmäßigkeiten eines Isaak Newton wurden Anwendungsbeobachtungen als „anektotische Fallbeschreibungen" abgetan, obwohl sorgfältige Langzeit-Beobachtungen und Verlaufskontrollen einen günstigen Effekt bei mehreren tausend Patienten reproduzierbar bestätigten. Sog. „banale" Infekte der Luftwege zeigen zudem eine hohe Selbstheilungstendenz, und somit war ein Therapieerfolg schwerer nachzuweisen. Durch die Aufklärung von Wirkprinzipien, die einen nachgewiesenen und bekannten Pathomechanismus eines Infektionsgeschehens günstig beeinflussen, ist die wachsende Akzeptanz der Phytopharmaka nachvollziehbar zu erklären.

Obwohl in der Kinderheilkunde aus ethischen Gründen keine randomisierten prospektiven Doppelblinduntersuchungen gegen Plazebo durchgeführt werden können, kann man von geeigneten lege artis durchgeführten und publizierten Studien bei Erwachsenen mit ausreichenden Fallzahlen bei denen eine statistische Signifikanz zugunsten des Phytopharmakons erzielt wurde, durch Fallbeobachtungen mit großen Patientenzahlen in nicht randomisierten und nicht geblindeten Studien auf die Wirksamkeit bei Kindern schließen. Gegenwärtig liegen bei Erwachsenen GCP konforme klinische Untersuchungen mit Bronchipret® und mit Bronchicum® bei obstruktiver Bronchitis mit statistisch signifikanten Ergebnissen zugunsten der Phytotherapie vor. Ein Analogieschluss auf Kinder ist daher legitim.

Von besonderen Interesse ist es nachzuweisen, dass durch die frühzeitige Gabe die un- spezifische körpereigene Abwehr, d.h. die gesamte unspezifische Abwehr einschließlich der mukoziliären Clearance so günstig beeinflusst wird, dass auf die Verabreichung eines Antibiotikums in vielen Fällen verzichtet werden kann. Da die Notwendigkeit der Verabreichung eines Antibiotikums als Hauptgrund für Therapieversagen angegeben wird, konnte durch die Auswertung der Studien nachgewiesen werden, dass eine rechtzeitige Gabe eines Phytopharmakons zur Vermeidung einer Antibiotikatherapie führt. Therapieversager, d.h. Patienten mit der Notwendigkeit der Umstellung der Behandlung auf eine antibiotische Therapie während des Krankheitsverlaufes, sind in der Plazebogruppe bei beiden Studien 2 mal häufiger zu beobachten.

Phytopharmaka eignen sich jedoch besonders als unterstützende Therapie im Rahmen einer notwendigen Antibiotikabehandlung. Die alleinige Eradikation bakterieller Mikroorganismen z.B. in den Kieferhöhlen oder der Paukenhöhle ist nicht ausreichend. Es ist zusätzlich zur Keimelimination von entscheidender Bedeutung, den Sekretabfluss aus diesen Strukturen durch die antiphlogistische und sekretomotorische Wirkung zu gewährleisten. Dabei haben Phytopharmaka einen wesentlichen Stellenwert. [61,62]

Die klinische Auswertung von 172 Patienten mit akuter Durchfallerkrankung, die mit Moroscher Karottensuppe rehydriert wurden, ergab im Vergleich zur parenteralen Rehydratation eine statistisch signifikante Verkürzung der Dauer durchfälliger Stühle und der Aufenthaltsdauer von 2 Tagen. Zudem wurde ein Rückgang der Rate an Patienten mit postenteritischem Syndrom von 16% auf 2% mit der Moro`schen Karottensuppe beobachtet. [63]

6 Diskussion

Die Adhärenz von Mikroorganismen an Epithelzellen wird als wesentlicher pathogenetischer Mechanismus von Infektionen betrachtet. Die Majorität pathogener Mikroorganismen haftet an Glykolipidstrukturen an Schleimhautepithelien. Es wurden daher vor der Stammzelltransplantation anstelle einer selektiven Darmdekontamination (SOD) Antibiotika eingesetzt, die zur Entwicklung multiresistenter Keime führten. Durch die Schädigung der Darmschleimhaut im Rahmen der Konditionierung vor Stammzelltransplantation und eine fehlende enterale Ernährung wird das Auftreten von Durchwanderungs-Enteroseptitiden begünstigt, diese wiederum können in weiterer Folge eine Darm GvHD triggern. Eine Alternative zur Eradikation der Darmkeime ist die Verhinderung der Keimadhäsion und der Durchwanderungsenteroseptitiden durch die antiadhäsiv wirksamen Oligiosaccharide aus der Karotte. Dieses Prinzip hat sich bereits bei Durchfallerkrankungen im Kindesalter bewährt und wurde jetzt bei Kindern nach alloSZT propektiv evaluiert. [63]

27 Kinder nach alloSZT erhielten ab dem Zeitpunkt der Dekontamination (7 Tage vor Beginn der Konditionierung) ein Dekokt aus geschälten und geschnittenen Karotten („Moro-Saft")in einer Dosierung von 10 ml/kg KG die, das bis zum Tag +28 nach Transplantation und /oder ANC über 500 verabreicht wurde. Survival und Inzidenz von Enteroseptitiden wurden mit 25 vorangegangenen Patienten mit SOD-Prophylaxe verglichen. Beide Gruppen waren bezüglich Alter, Grunderkrankung (maligen vs. nichtmalignen Grunderkrankungen), Anzahl der Zweittransplantationen, Dauer der Aplasie und Konditionierungsschema vergleichbar.

Ziel war die Erfassung enteraler Septitiden bezüglich Schwere und Verlauf aus Interesse, ob die Adhärenz von Mikroorganismen und dadurch die Besiedelung von Schleimhäuten durch diese Keime durch Rezeptorähnliche Kohlenhydrate, die in verschiedenen pflanzlichen Zubereitungen enthalten sind, blockiert werden kann. Dies wurde in einem etablierten ex vivo Modell an Gefrierschnitten menschlichen Materials, das im Rahmen von notwendigen Operationen gewonnen wurde, untersucht. Die Adhärenz der verschiedenen Mikroorganismen an den Gefrierschnitten war ausgezeichnet. Im Mittel konnten zwischen 25 und 100 Keime an 50 Epithelzellen gezählt werden.

Als Problem wurde beobachtet, dass in verschiedenen Abschnitten der Gefrierschnitte Gewebszerstörungen, Epithelzellnekrosen im Rahmen einer chronischen Entzündungsreaktion, die als Operationsindikation galt, zu beobachten waren. Es konnten jedoch ausreichende unbeschädigte – auswertbare Anteile gefunden und vergleichbaren Gewebspartien ausgewertet werden. Bei Beschichtung von Gewebsproben von Nasenschleimhautgewebe mit dem Rohpolysaccharid von Radix altheae wurde eine bemerkenswert gute Blockierung der Adhärenz von Pneumokokken und H. influenzae beobachtet. Eine geringere Adhärenzblockierung wurde bei Pneumokokken an den Trachealschnitten sowie bei S. aureus an

Nasenschleimhaut sowie Streptokokkus pyogenes und H. influenzae bei Trachealschleimhaut beobachtet. Beim kommerziell verfügbaren Präparat wurde eine sehr gute Blockierung der Adhärenz erzielt.

An Nasenschleimhautepithelien konnte eine praktisch vollständige Blockierung aller Keime erzielt werden. E. coli und Pseudomonas aeruginosa wurden auch an den übrigen Gefrierschnittpräparaten komplett blockiert.

In der hausärztlichen Praxis sind für den Einsatz von Phytopharmaka gegenüber Antibiotika insbesondere in der Primärgabe einige Vor-und Nachteile ersichtlich. Hier spielt nicht die unterschiedliche Wirksamkeit die entscheidende Rolle, da in der Wirkung bei der Symptomreduzierung beide etwa gleich gut waren.

Eine banale akute Infektion der oberen Atemwege dauert in der Regel nicht länger als 2-3 Wochen. Die häufigste Ursache vor allem bei jüngeren Patienten und bei Kindern ist ein Virusinfekt. Dabei entsteht eine Entzündung der Schleimhäute immer dann, wenn Viren oder Bakterien an die Schleimhautoberfläche gelangen und danach die Schleimhautbarriere durchbrochen wird. Das führt zu einer vermehrten Schleimproduktion und den damit verbundenen klinischen Symptomen wie Schnupfen, Husten und allgemeinen Beschwerden eines grippalen Infektes.

Bei einem gesunden Menschen ohne chronische Vorerkrankungen oder gar einer Immunschwäche muss nicht sofort antibiotisch behandelt werden.

Zu dieser Feststellung kommen hier sowohl die klinischen Ergebnisse unserer Arbeit als auch die Recherchen in wissenschaftlichen Veröffentlichungen. Falls es sich also um die viel häufigere Erkrankung verursacht durch einen Virusinfekt handelt, können Antibiotika ohnehin nicht helfen. Wenn der Organismus Zeit bekommt, und der behandelnde Arzt sich diese Zeit nimmt, und der Patient diese Zeit akzeptiert, kann ein akuter Infekt der Atemwege bald wieder abklingen.

Unsere Praxiserfahrungen gerade in den Wintermonaten, aber auch bei im Sommer immer wieder auftretenden grippalen Infekten bis hin zur echten Influenza (bei der nur bei frühzeitigem Einsatz noch der Einsatz von Neuramidasehemmer Wirkung zeigt) spiegeln wider, dass der schnelle zeitige Einsatz von Phytopharmaka, die eine Beschichtung der Bronchialschleimhäute (Phytohustil®, Melrosum®) oder sekretolytische Eigenschaften haben (Bronchipret®, Exeu®), sehr viel bessere Erfolge bei der Bronchitistherapie als die sofortige Gabe von Antibiotika hatte.

Eine antibiotische Therapie ist im Gegensatz früherer Therapieoptionen nur noch dann notwendig, wenn Bakterien definitiv beteiligt sind! (Erregernachweis) oder es sich um abwehrgeschwächte, ältere Menschen oder Patienten mit schweren Grunderkrankungen handelt. Auch können mit den Antibiotika keine Exacerbationen bei COPD verhindert werden, die Erfahrungen zeigen, dass nicht einmal die Hälfte aller akuten Exercabationen mit diesen Medikamenten erfolgreich therapiert werden können!

Phytopharmaka stimulieren Mechanismen der unspezifischen körpereigenen Abwehr; sie sind antientzündlich und verbessern die mukociliäre Clearance sowie auch die mukosale Abwehr durch

Stimulation der Bildung von ß Defensinen. Durch diese Stimulierung können die körpereigenen Peptide auf Haut und Schleimhaut vor Infektionen schützen, und sie sind eine Erklärung dafür, warum nicht jeder Angriff von Mikroorganismen gleichzeitig eine Infektionskrankheit auslöst. Phytopharmaka sind in ihrer Wirkweise inzwischen hinlänglich von Forschern untersucht, und es ist eine Aktivierung der Zellen des Immunsystems durch die pflanzlichen Wirkstoffe belegbar. Desweiteren werden durch die pflanzlichen Extrakte die Schleimhäute so vor dem Eindringen von Mikroorganismen geschützt, die Ausbreitung der Erreger im menschlichen Organismus gebremst und die Genesung beschleunigt. Außerdem erhöhen Phytopharmaka die physiologische Sekretproduktion durch Steigerung der Zilienschlagfrequenz und besitzen antimikrobielle Eigenschaften.

Eine weitere zu berücksichtigende Seite in der Therapieplanung ist die Compliance des Patienten als ein wohl entscheidender Faktor in der Festlegung des Therapieregimes. Hier ist es immer noch in der Mehrzahl der Fälle in der Hausarztpraxis so, dass ein Patient lieber zu einer Pille greift, die er einfach und unkompliziert evtl. sogar nur maximal 1xtäglich mit 3-tägiger Einnahmezeit nehmen muss, als ein Medikament 3 - 5-mal täglich über mindestens 7 Tage ev. noch bitter schmeckend zu sich nehmen muss. Hinzu kommen auch immer noch langwierige Erklärungen des Hausarztes über die sehr gute Wirksamkeit der pflanzlichen Medikamente, die Einnahmevorschriften, die Eigenbeteiligung bei der Zahlung von pflanzlichen Wirkstoffen und die häufige Einbestellung des Patienten zur Kontrolle der Symptome und Abwendung von eventuellen Superinfektionen bzw. das rasche Einschreiten können bei Verschlechterungen, was alles ein Mehraufwand für den Arzt bedeutet, in einer Zeit, wo gerade der Hausarzt sehr wenig Zeit für den einzelnen Kranken zur Verfügung hat (bei stetig abnehmenden Hausärzten, immer mehr Patienten und natürlichen „Grippezeiten", in denen eine Flut an Kranken in unsere Sprechstunden kommt...) Hier lohnt es sich, Phytopharmaka im Interesse der Kranken zu nutzen.

7 Schlussfolgerungen für die Praxis

Das Vertrauen in die Phytotherapie wird in Deutschland immer größer. Deutschland hat in der EU den höchsten Marktanteil an pflanzlichen Präparaten. Viele Frauen und Männer fürchten sich bei chemischen Präparaten vor den Nebenwirkungen, hat die Allensbach-Studie 2002 ergeben. Auch viele Schulmediziner raten in bestimmten Fällen zur pflanzlichen Arznei. Gut über 70% der Bevölkerung nehmen heute Phytopharmaka ein. Eine repräsentative Umfrage des Emnid-Institutes von 2002 zeigte, dass neun von zehn Patienten mit der Wirkung der Präparate zufrieden sind.

Auch Fachleute haben großes Vertrauen in die Phytotherapie: 36% der Befragten wurde ein Medikament vom Arzt empfohlen, 32% kauften es auf Anraten des Apothekers. Unter diesen allgemein sehr guten Voraussetzungen trifft es sowohl Patienten als auch uns Hausärzte wie ein Schlag ins Gesicht, was seit

Jahren in der deutschen Gesundheitspolitik passiert. Stundenlange Erklärungen über die sehr gute Wirksamkeit der Phytopharmaka und gleichzeitig die Position sich dafür als Hausarzt rechtfertigen zu müssen, warum es dieses und jenes wertvolle Präparat, obschon ausgezeichneter Wirksamkeit eben nicht mehr zu Lasten der Krankenkassen verordnet gibt, obwohl es noch dazu sehr häufig auch noch preiswerter als die chemische Arznei ist. Als „größten Rückschlag seit Paracelcus" betitelte bereits 2004 ein Forum des Kongresses „Phytopharmaka und Phytotherapie 2004" die Auswirkungen des GMG auf das Verhalten von Ärzten und Patienten seit dem In-Kraft-Treten des GMG seit Anfang 2004. Die Ärzte rezeptierten in den Folgejahren daraus als „Überreaktion" eine Substitution von Phytopharmaka durch rezeptpflichtige Synthetika derselben Indikation. Die Folgen waren ein vermehrter, nicht indizierter Einsatz von konventionellen Medikamenten, die teurer sind und in der Regel mehr Nebenwirkungen zeigen.

Aufgrund der Überzeugung von immer mehr hausärztlichen Kollegen vor allem der jüngeren Generation und des wohl auch zunehmenden Druckes des Patienten zu einer wirksamen Therapie mit vernachlässigbaren Nebenwirkungen kommen aber die pflanzlichen Medikamente wieder in den Mittelpunkt der Therapie. Außerdem war auch die Tatsache, dass mit der Einführung der sogenannten „Praxisgebühr" die rezeptfreie Erhältlichkeit der Phytopharmaka , die zunehmende Beliebtheit und noch dazu die Einsparmöglichkeit der Gebühr dafür verantwortlich zu suchen, dass wir in unseren Praxen sehr bald feststellen, dass die Patienten oft viel zu spät mit ihrer Selbstmedikation begannen, sehr oft die falsche Arznei nahmen und dann oft viel später unsere Praxen aufsuchen. Ein weiteres Problem bei der Selbstmedikation des Patienten stellen die nicht kalkulierbaren Wechselwirkungen der pflanzlichen Medikamente mit den chemischen Substanzen dar, die chronisch kranke Patienten einnehmen.

Phytopharmaka waren bei der Behandlung akuter Infektionen des oberen Atemwegstraktes in den drei Hausarztpraxen in Oberbayern genauso gut wirksam beim Einsatz innerhalb von 48 Stunden nach Auftreten der ersten Symptome wie Antibiotika, dabei aber viel besser verträglich. Bei der Kontrolle des Patienten nach 24, 48 bzw.72 Stunden und Enduntersuchung nach 7 bis 10 Tagen konnte ebenso eine gleich gute Erfolgsrate bei beiden Wirkstoffgruppen verzeichnet werden.

Die Möglichkeiten des Einsatzes in der Intervention bei diesen Atemwegserkrankungen sind hier insbesondere im begrenzten Spektrum und der Induktion von Resistenzen durch die Antibiotika zu setzen. Phytopharmaka im Gegenzug blockieren hier eher die Adhärenz der Rezeptorananloga und wirken somit schützend gegen das Eindringen der Bakterien.

Ein Nachteil in der knapp bemessenen Zeit der Hausarztsprechstunden ist die engmaschige Verpflichtung zur Kontrolle der Symptomatik und des klinischen Befundes, die sich aber nichts desto trotz auszahlt durch die Einsparmöglichkeiten von Antibiotika und Verminderung dadurch bedingter Nebenwirkungen, Resistenzen und auch die Einsparung von Kosten. Nicht zuletzt kommt dies der Immunabwehr des Patienten, aber auch der Neutralisation von Toxinen durch die körpereigene Immunität zugute, ohne die unsere ärztliche Kunst wohl sehr oft ohne Erfolg ausgehen würde.

Im Endergebnis aller dieser Betrachtungen kann festgestellt werden, das

    a. Untersuchungen der Pathomechanismen von Infektionen zur Verfügung stehen die Möglichkeiten einer alternativen „sanften" präventiven Behandlung eröffnen. Dies ist unter dem Überbegriff „Hilfe zur Selbsthilfe" zu subsummieren.

    b. in einem vermehrten Maße die unspezifischen Abwehrmechanismen des Körpers berücksichtigt werden müssen

    c. die Wirkungen verschiedener pflanzlicher Extrakte durch wissenschaftliche Untersuchungen inklusive randomisierter, prospektiver, geblindeter Untersuchungen bei ausreichenden Fallzahlen belegt sind. Man braucht sich nicht mehr auf die kritischen Argumente über Anwendungsbeobachtungen als „ anecdotal cases" verlassen.

8   Literaturverzeichnis

[1] Joppich G., Fanconi A, Wallgren A, Erkrankungen der oberen Luftwege ,in Lehrbuch der Pädiatrie, Schwabe & Co, Basel/Stuttgart 1967

[2] Higashi T, Fukuhara S. Antibiotic prescriptions for upper respiratory tract infection in apan. Intern Med. 2009; 48(16):1369-75

[3] Goldman RD, Scolnik D, Chauvin-Kimoff L, Farion KJ, Ali S, Lynch T, Gouin S, Osmond MH, Johnson DW, Klassen TP Practice variations in the treatment of febrile infants among pediatric emergency physicians.; Fever in Infants Group Research, Pediatric Emergency Research of Canada. Pediatrics. 2009 Aug; 124(2):439-45.

[4] Assink MD, Kiewiet JP, Rozenbaum MH, Van den Berg PB, Hak E, Buskens EJ, Wilschut JC, Kroes AC, Postma MJ. Excess drug prescriptions during influenza and RSV seasons in the Netherlands: potential implications for extended influenza vaccination. Vaccine. 2009 Feb 11; 27(7):1119-26.

[5] Tasnee Chonmaitree, Krystal Revai, James J. Grady, Audra Clos, Janak A. Patel, Sangeeta Nair, Jiang Fan, and Kelly J. Henrickson Viral upper respiratory tract infection and otitis media complication in young children.
Clin Infect Dis. 2008 March 15; 46(6): 815–823.

[6] Petersen I Johnson AM, Islam A, Duckworth G, Livermore DM, Hayward AC. Protective effect of antibiotics against serious complications of common respiratory tract infections: retrospective cohort study with the UK General Practice Research Database BMJ. 2007 November 10; 335(7627): 982.

[7] Cravioto A, Gross RJ, Scotland SM, Ropwe B. An adhesive factor found in strains of Escherichia coli belonging to the traditional infantile enteropathic serotypes.
Curr. Microbiol. 3: 95 – 99, 1997

[8] Donneberg MS. Interaction between enteropatogenic Escherichia coli and epithelial cells. Clin Infect Dis. 28 : 451 – 455, 1999

[9] Guggenbichler JP, Jurenitsch H, De Bettignies A. Blockierung der Anlagerung von Keimen durch saure Galakturonide PCT Patent 2003121020 2003

[10] Guggenbichler JP, Kogler B Treatment of acute diarrhea in infants and young children with a new formulated oral rehydration solution
Wien Med Wochenschr. 1989 Jun 30; 139(12):285-7.

[11] Guggenbichler JP. Adherence of enterobacteria in infantile diarrhea and its prevention. Infection. 1983 Jul-Aug; 11(4):239-42.

[12] Shinya K, Ebina M, Yamada S, Ono M, Kasai N, Kawaoka Y. Influenza virus receptors in the human airway. Nature. 2006; 440: 435 –436.

[13] Michael Eisenhut Extrapulmonary manifestations of severe respiratory syncytial virus infection – a systematic review. Crit Care. 2006; 10(4): R107.

[14] Camner P, Jarstrand C, Philipson K. Tracheobronchial clearance in patients with influenza. Am Rev Respir Dis. 1973; 108: 131–135.

[15] Levandowski RA, Gerrity TR, Garrard CS. Modifications of lung clearance mechanisms by acute influenza A infection. J Lab Clin Med. 1985; 106:428 –432.

[16] Sasaki Y, Toga Y, Wagner HN, Hornick RG, Schwartz AR, Proctor DF: Mucociliary function during experimentallly induced rhinovirus infection in man.
Ann Otol 82, 203 – 2211, 1973

[17] Bruder D, Srikiatkhachorn A, Enelow RI. Cellular immunity and lung injury in respiratory virusinfection. Viral Immunol. 2006; 19:147–155. Ware LB, Matthay MA.
The acute respiratory distress syndrome. N Engl, J Med. 2000; 342:1334–1349.

[18] Craighead JE. Pathology and pathogenesis of human viral disease.
San Diego: Academic Press; 2000. Influenza viruses; pp. 35 – 46.

[19] Chang, C. H., Y. Huang, and R. Anderson. 2003. Activation of vascular endothelial cells by IL-1α released by epithelial cells infected with respiratory syncytial virus.
Cell Immunol. 221:37-41.

[20] Patel, J. A., M. Kunimoto, T. C. Sim, R. Garofalo, T. Eliott, S. Baron, O. Ruuskanen, T. Chonmaitree, P. L. Ogra, and F. Schmalstieg. 1995. Interleukin-1 alpha mediates the enhanced expression of intercellular adhesion molecule-1 in pulmonary epithelial cells infected with respiratory syncytial virus. Am. J. Respir.
Cell Mol. Biol. 13:602-609.

[21] Deng R, Lu M, Korteweg C, Gao Z, McNutt MA, Ye J, Zhang T, Gu J. Distinctly different expression of cytokines and chemokines in the lungs of two H5N1 avian influenza patients. J Pathol. 2008 Nov;216(3):328-36

[22] McCullers JA. Insights into the interaction between influenza virus and pneumococcus. Clin Microbiol Rev. 2006; 19:571–582

[23] Guggenbichler JP. Eigene unpublizierte Beobachtungen 1996

[24] Oliver BG, Lim S, Wark P, Laza-Stanca V, King N, Black JL, Burgess JK, Roth M, Johnston SL. Rhinovirus exposure impairs immune responses to bacterial products in human alveolar macrophages. Thorax. 2008 Jun;63(6):519-25.

[25] Becker Y. Respiratory syncytial virus (RSV) evades the human adaptive immune system by skewing the Th1/Th2 cytokine balance toward increased levels of Th2 cytokines and IgE, markers of allergy--a review. Virus Genes. 2006 Oct;33(2):235-52

[26] Kawada J, Kimura H, Ito Y, Hara S, Iryama M, Yoshikawa T, MorishimaT
Systemic cytokine responses in patients with influenza-associated encephalopathy.
J Infect Dis. 2003;188:690–698.

[27] W. Oczenski, H. Andel und A. Werba: Atmen - Atemhilfen.
Thieme, Stuttgart 2003. ISBN 3-13-137696-1

[28] Mineshiba , Takashiba S, Mineshiba J, Matsuura K, Kokeguchi S, Murayama Y.
F2003. Antibacterial activity of synthetic human ß-defensin-2 against peridontal bacteria. J Intern. Acad.   Periodontology 5(2): 35-40 J.M. Schröder und J. Harder. 1999, Human beta-defensin

[29] Intern. J. Biochem. Cell Biol. 31: 645-51

[30] George JT, Boughan PK, Karageorgiou H, Bajaj-Elliott M.
Host anti-microbial response to Helicobacter pylori infection.
Mol. Immunol. 2003 Nov; 40(7) 451-6.

[31] Bajaj-Elliott M, Fedeli P, Smith GV, Domizio P, Maher L, Ali RS, Quinn AG, Farthing MJ.
Modulation of host antimicrobial peptide (beta-defensins 1 and 2) expression during gastritis.
Gut.2002 Sept.; 51(3) : 356-61.

[32] Ong PY, Ohtake T, Brandt C, Strickland I, Boguniewicz M, Ganz T, Gallo RL, Leung DY. Edogenous antimicrobial peptides and skin infections in atopic dermatitis. N Engl, JMed 2002 Oct 10; 347(15): 1151-1160

[33] Fellermann K, Wehkamp J,Herrlinger KR, Stange EF. Crohn´s disease: a defensin deficiency syndrome? J Infect Dis.2003 Sep 1; 188(5):690-8.Epub 2003 Aug 20.

[34] Arzneiverordnung in der Praxis, Bd. 33, 3. Ausgabe, Juli 2006.

[35] Henneicke-von Zepelin H, Hentschel C, Schnitker J, Kohnen R, Köhler G, Wüstenberg Efficacy and safety of a fixed combination phytomedicine in the treatment of the common cold (acute viral respiratory tract infection): results of a randomised, double blind placebo controlled, multicentre study.
Curr Med Res Opin. 1999; 15(3):214-27.

[36] Goos KH, Albrecht U, Schneider B. On-going investigations on efficacy and safety profile of a herbal drug containing nasturtium herb and horseradish root in acute sinusitis, acute bronchitis and acute urinary tract infection in children in comparison with other antibiotic treatments Arzneimittelforschung. 2007; 57(4):238-46.

[37] Dingermann T. Statement of the Commission for "Quality and Transparency of Phytopharmaca" by order of the "Komitee Forschung Naturmedizin e.V.(KFN)"
Forsch. Komplementmed. 2007 Jur; 14(3):180-1

[38] Neher A. Unpublizierte Beobachtungen 2007

[39] Wienkötter N, Begrow F, Kinzinger U, Schierstedt D, Verspohl EJ.The effect of thyme extract on beta2-receptors and mucociliary clearance.
Planta Med. 2007 Jun;73(7):629-35.

[40] Pulm Pharmacol. Ther. 2004;17(5):281-7.

[41] Juergens UR, Engelen T, Racke K, Stober M, Gillissen A, Vetter H
Inhibitory activity of 1,8-cineol on cytokine production in cultured human lymphocytes and monocytes. Pulm Pharmacol Ther. 2004; 17(5):281-7

[42] Sharma M, Anderson SA, Schoop R, Hudson JB. Induction of multiple pro- inflammatory cytokines by respiratory viruses and reversal by standardized Echinacea, a potent antiviral herbal extract. Antiviral Res. 2009 Aug; 83(2):165-70.

[43] Sharma M, Schoop R, Hudson JB. Echinacea as an antiinflammatory agent: the influence of physiologically relevant parameters.
Phytother Res. 2009 Jun; 23(6):863-7

[44] de las Heras B, Hortelano S. Molecular basis of the anti-inflammatory effects of terpenoids. Inflamm Allergy Drug Targets. 2009 Mar; 8(1):28-39.

[45] Soltan MM, Zaki AK. Antiviral screening of forty-two Egyptian medicinal plants. Ethnopharmacol. 2009 Oct 29; 126(1):102-7

[46] Toivanen M, Huttunen S, Duricová J, Soininen P, Laatikainen R, Loimaranta V, Haataja S, Finne J, Lapinjoki S, Tikkanen-Kaukanen C. Screening of binding activity of Streptococcus pneumoniae, Streptococcus agalactiae and Streptococcus suis to berries and juices. Phytother Res. 2009 Jul 16.

[47] Burt SA, Halkes SB, van Knapen F. Antibacterial activity and volatile oils: useful in foods and animal feed Tijdschr Diergeneeskd. 2008 Nov 1; 133(21):902-5

[48] Fu G, Pang H, Wong YH. Naturally occurring phenylethanoid glycosides: potential leads for new therapeutics. Curr Med Chem. 2008; 15(25):2592-613

[49] Ríos JL, Recio MC Medicinal plants and antimicrobial activity. J Ethnopharmacol. 2005 Aug 22; 100(1-2):80-4.

[50] Puupponen-Pimiä R, Nohynek L, Alakomi HL, Oksman-Caldentey KM The action of berry phenolics against human intestinal pathogens. Biofactors. 2005; 23(4):243-51.

[51] Kirakosyan A, Sirvent TM, Gibson DM, Kaufman PB. The production of hypericins and hyperforin by in vitro cultures of St. John's wort (Hypericum perforatum). Biotechnol Appl Biochem. 2004 Feb; 39(Pt 1):71-81

[52] Kalemba D, Kunicka A Antibacterial and antifungal properties of essential oils. Curr Med Chem. 2003 May;10(10):813-29

[53] Kastner U, Glasl S, Follrich B, Guggenbichler JP, Jurenitsch J, Kastner U, Glasl S, Follrich B, Guggenbichler JP, Jurenitsch J. Acid oligosaccharides as the active principle of aqueous carrot extracts for prevention and therapy of gastrointestinal infections. Wien Med. Wochenschr. 2002; 152(15-16):379-81

[54] Zopf SD, Roth St. Oligosaccharide anti-infective agents. Lancet 347, 1017 _ 1021, 1996

[55] Guggenbichler JP, Jurenitsch H, De Bettignies A. Blockierung der Anlagerung von Keimen durch saure Galakturonide PCT Patent 2003121020 2003.

[56] Guggenbichler JP, Kogler B Treatment of acute diarrhea in infants and young children with a new formulated oral rehydration solution Wien Med Wochenschr. 1989 Jun 30; 139(12):285-7.

[57] Guggenbichler JP, Kogler B Treatment of acute diarrhea in infants and young children with a new formulated oral rehydration solution Wien Med Wochenschr. 1989 Jun 30; 139(12):285-7.

[58] Kastner U, Glasl S, Follrich B, Guggenbichler JP, Jurenitsch J. Saure Oligosaccharide als Wirkprinzip von wässrigen Zubereitungen aus der Karotte in der Prophylaxe und Therapie von gastrointestinalen Erkrankungen. Wiener Med. Wochenschr. 152, 379 – 381, 2002

[59] Kurono Y, Shimamura K, Shigemi H, Mogi G. Inhibition of bacterial adherence by nasopharyngeal secretions. Ann Otol Rhinol Laryngol. 1991 Jun; 100(6):455-8

[60]   Wichels M, Wolfschaffner H. Dissertation zur Erlangung des med. Doktorgrades, Univ. Erlangen: Stimulation des sekretions Ig A Systems durch Bakterienlysate und Blockierung der Adhärenz von Mikroorganismen an Schleimhautepithelien. 1998

[61]   Witkowska D, Bartyś A, Gamian A Defensins and cathelicidins as natural peptide antibiotics Postepy Hig Med Dosw (Online). 2008 Dec 22; 62:694-707.

[62]   Y From innate immunity to de-novo designed antimicrobial peptides. Curr Med Chem. 2003 May; 10(10):813-29.

[63]   Kastner U, Unpublizierte Beobachtungen St. Anna Kinderspital Wien 2007

Danksagung

Mein besonderer Dank gilt **Herrn Prof. Dr. J. P. Guggenbichler**
für die Überlassung des Dissertationsthemas,

Phytopharmaka
theoretische, klinische und experimentelle Daten unter Berücksichtigung der Adhärenz durch
Extrakte von Radix Altheae,

für seine umfassende Betreuung, sowie seine ständige positive Unterstützung und Beantwortung aller anstehenden Fragen.

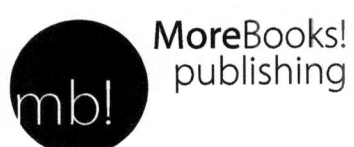
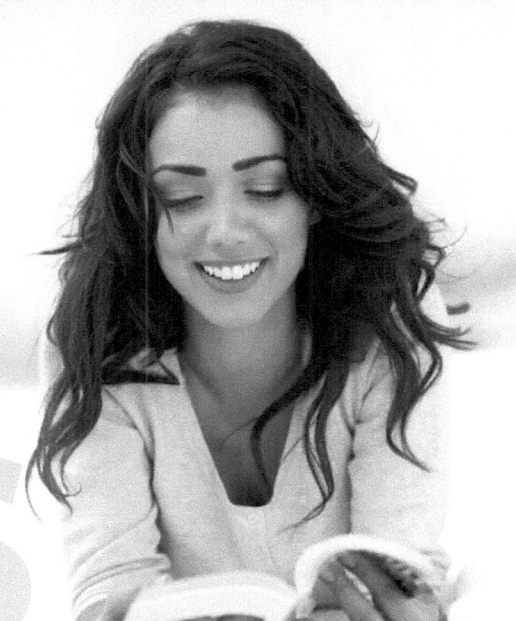

i want morebooks!

Buy your books fast and straightforward online - at one of world's fastest growing online book stores! Environmentally sound due to Print-on-Demand technologies.

Buy your books online at
www.get-morebooks.com

Kaufen Sie Ihre Bücher schnell und unkompliziert online – auf einer der am schnellsten wachsenden Buchhandelsplattformen weltweit! Dank Print-On-Demand umwelt- und ressourcenschonend produziert.

Bücher schneller online kaufen
www.morebooks.de

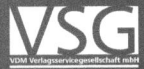

VDM Verlagsservicegesellschaft mbH
Heinrich-Böcking-Str. 6-8   Telefon: +49 681 3720 174   info@vdm-vsg.de
D - 66121 Saarbrücken   Telefax: +49 681 3720 1749   www.vdm-vsg.de

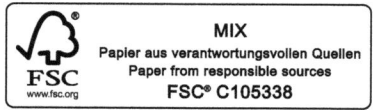

Printed by Books on Demand GmbH, Norderstedt / Germany